JN269114

はじめての医療面接

コミュニケーション技法とその学び方

斎藤清二　富山大学名誉教授

医学書院

〈著者略歴〉

斎藤清二（さいとう せいじ）

1951年	新潟県に生まれる
1975年	新潟大学医学部医学科卒業
	新潟県立がんセンター新潟病院内科研修医,
	新潟大学医学部第3内科医員,
	東京女子医科大学消化器病センター研究生,
	富山医科薬科大学保健管理センター講師などを経て,
1996年	富山医科薬科大学医学部第3内科助教授
2002年	富山大学保健管理センター長・教授
2015年	立命館大学教授

専攻：内科学，心身医学，臨床心理学，医学教育学

主要著書
内科臨床とこころのカルテ（共編著：メディカルレビュー社，1999）
ナラティブ・ベイスド・メディスン（監訳：金剛出版，2001）
ナラティブ・ベイスド・メディスンの実践（共著：金剛出版，2003）
ナラティブと医療（共編著：金剛出版，2006）など
ナラティブ・メディスン（共訳：医学書院，2011）
事例研究というパラダイム（単著：岩崎学術出版社，2013）など
医療におけるナラティブとエビデンス　改訂版（単著：遠見書房，2016）

はじめての医療面接―コミュニケーション技法とその学び方

発　　行	2000年8月1日　第1版第1刷Ⓒ
	2022年10月15日　第1版第12刷
著　者	斎藤清二
発行者	株式会社　医学書院
	代表取締役　金原　俊
	〒113-8719　東京都文京区本郷1-28-23
	電話　03-3817-5600（社内案内）

印刷・製本　永和印刷

本書の複製権・翻訳権・上映権・譲渡権・貸与権・公衆送信権（送信可能化権を含む）は株式会社医学書院が保有します．

ISBN978-4-260-13867-3

本書を無断で複製する行為（複写，スキャン，デジタルデータ化など）は，「私的使用のための複製」など著作権法上の限られた例外を除き禁じられています．大学，病院，診療所，企業などにおいて，業務上使用する目的（診療，研究活動を含む）で上記の行為を行うことは，その使用範囲が内部的であっても，私的使用には該当せず，違法です．また私的使用に該当する場合であっても，代行業者等の第三者に依頼して上記の行為を行うことは違法となります．

JCOPY　〈出版者著作権管理機構　委託出版物〉
本書の無断複製は著作権法上での例外を除き禁じられています．複製される場合は，そのつど事前に，出版者著作権管理機構（電話 03-5244-5088，FAX 03-5244-5089，info@jcopy.or.jp）の許諾を得てください．

序

　近代から現代にかけて急速に発展した生物科学的医学は，古来からの医療の本質的側面，例えば医療者と患者との触れあいによる癒しなどの医療における人間的な側面をむしろ圧殺する役割を果たしてきた。近年における非人間化された医療に対する反省，批判は，医療の内部よりはむしろ，患者の立場として医療機関を受診する市民の側から起こってきたものである。21世紀の医療は，疾患中心の医学(Disease-oriented Medicine)から，関係性中心の医療(Relationship-centered Medicine)へとシフトしていくのではないかと著者は感じている。

　欧米では，医学生や研修医に対する人間性・態度・コミュニケーションなどの教育の必要性が叫ばれ，卒前・卒後教育において，医療コミュニケーションの教育法が開発され，施行されてきた。これらの教育法は，基本的に臨床心理学，カウンセリングなどの理論と技法を取り入れたものである。本邦では，このような観点からの医学教育は，これまでほとんど行われてこなかったに等しい。

　最近になって，長年の医学教育学会の地道な活動と，文部科学省，厚生労働省，日本医師会などの認識が一致を見せ，全国の医学部，医科大学の卒前教育において，医療コミュニケーション，医療面接法の教育が積極的に取り入れられ始めた。おそらく数年のうちには，基本的な医療面接技法の修得は医学生にとっては必修の課題になると思われる。しかも知識のみではなく，医療面接の技術・態度が実際に臨床能力試験で評価され，一定の能力に達しないものは医師になれないという時代が間違いなくくるであろう。これは，日本の医療にとってはとりあえず，たいへんよいことであろうと思われる。

著者は，1984年より，著者の所属する医学部の卒前教育において，カウンセリング的なコミュニケーション技法による病歴聴取法を指導してきた。この教育は，スモールグループによるロールプレイ，フィードバック，ディスカッションを主体とするもので，Iveyによって開発されたマイクロカウンセリングトレーニング法を基礎としたものである。10年以上にわたって，この方法による医療面接を学生に教育し，著者自身の診療にも取り入れてきた結果，カウンセリング技法に基づいた医療面接法は，医療現場において十分実行可能であるばかりか，患者診療にたいへん役にたつものであることが確認できた。また，このような教育を受けた学生は，卒業後医師となってからも，教育を受けていない世代に比べ，明らかに患者さんとのコミュニケーション能力に優れているという印象を持っている。

前述のように，医学教育学会主導の基本的臨床技能の教育が，全国的に医学教育カリキュラムに取り入れられる流れとなり，著者の大学でも，病棟臨床実習前に，医療面接技法を含む基本的臨床技能の教育をカリキュラム化することになった。カリキュラムの基本は，教育の目標(修得課題)，教育方略(教育の方法)，教育成果の評価(試験)が一体となっていることである。レクチャー(認知領域の教育)，スモールグループ実習(技能・態度領域の教育)，客観的臨床能力評価(認知・技能・態度の評価)の3者が一体となり，医療面接の教育は行われる。本書は，このような医療面接の教育カリキュラムにおける，主として認知領域の学習テキストブックあるいは副読本となるように意図して書かれたものである。面接技法の体験実習の前に概念をつかむために読み，実習の最中に技法を再確認するために読み返し，評価を受けるための事前学習としてまた読む。そのような使われ方を意図している。

ただし，本書の執筆にあたっては，もう一つの側面についても考慮した。医療面接は単なる技術ではない。それは医師と患者との関係性，心の触れあい，そしてそれによる癒しの神秘に関わる，極めて奥の深いものな

のである．したがって，マニュアル的に概念化された技術を単におぼえて実行するだけでは，一番大切なものが抜け落ちてしまう．本書は，医学生がこれから医療現場で医師として鍛えられ育っていくための旅立ちにあたって携行されるべき地図，ガイドブックたることを意図している．医療面接の基本的な概念の地図を身につけることなしに旅立てば，おそらく医療現場での荒々しい関係性にもみくちゃにされて道半ばにして倒れるか，関係性をすべて切り捨てて非人間的な冷たい科学者になり果てるかのいずれかであろう．そういう観点から，第1章では「関係性中心の医療」の本質に関わる事柄について，可能な限り著者の考えを述べるようにした．面接技法の修得を急ぐ読者は第2章から読んでいただいてもかまわない．

　本書で述べられている概念や技法は，前述したようにIveyによるマイクロカウンセリングトレーニング法を基礎としたものであるが，医学教育学会が米国から導入した医療面接技法とほとんど相違はない．一部に訳語の不統一がみられるが，本質的な問題ではないように思う．現在のところ，本邦には医療面接技法についての系統的な概説書ははなはだ少ないので，本書の存在価値は十分にあると思う．

　本書では，特定の疾患や状況における医療面接法の応用については述べる余裕がなかった．緩和医療，癌の告知，臓器移植におけるインフォームドコンセント，慢性進行性疾患のケア，心身症の治療，精神科的診療などのより専門的な医療領域では，さらにハイレベルな医療面接の能力が必要とされる．しかし，医療面接の基本はどの分野においても結局は同じなのである．外来を訪れるごく普通の患者さんに対して適切な医療面接ができないのに，いきなり重大な場面での面接ができるわけがない．一人の医師が生涯に行う医療面接はおそらく数万回にのぼるだろう．本書はあくまでも医療面接の入門書であるが，本書で述べられるような基本を常に念頭において，毎回の医療面接を自己研鑽に役立てるならば，何年，何十年の後には，洗練され，かつ人間味にあふれた臨床医に自分自身を育て上げることができるだろう．本書が少しでもそのような役にたつならば，望外の幸

せである。

　なお，本書には医師(あるいは医学生)と患者の会話例が随所に出てくるが，〈　〉は医師の発言，「　」は患者の発言を表すことで統一してある。また，「患者」という表現が，医師を一段と高い位置におくかのようなイメージを与えるという批判があることは十分に承知しているが，著者は「患者(patient)＝苦しみに耐えている人」という，ことば本来の意味において，患者に対して尊敬と尊重の念を常に抱いている。医師は患者に対して常に奉仕すべき立場にある専門職である。そのような理由で，本書では「患者」「患者さん」ということばが，その時々の文脈において自然なように，特に区別なく用いられていることをお断りしておく。

　平成12年5月

斎藤清二

目次

第1章　医療面接を始める前に ───── 1
A. 医師患者関係 …………………………………………………… 1
1. 臨床とは？　2
2. 医療行為とは？　2
3. 医師患者関係とは？　3
4. 良好な医師患者関係形成のために　6

B. 医療面接技法を学ぶ前に理解しておくこと ………… 14
1. コミュニケーションの基本的事項　14
2. 医療面接技法の階層構造　20

C. かかわり行動　－受容的な雰囲気を作り出す態度－ ………… 23
1. 場所，時間　24
2. 服装，身だしなみ　24
3. 姿勢，位置　25
4. 視線　26
5. 身体言語　26
6. ことばづかい，声の調子　27
7. 言語的追跡　28

第2章　医療面接の技法 ───── 33
A. 面接への導入　－患者さんとの出会い－ ………… 33
1. 導入の目的　33
2. あいさつ　34
3. 名前の確認　34
4. 自己紹介　35
5. これから何が行われるのかの説明　36
6. 医療面接への導入例　37

B. 質問　－話を引き出す技法－ ………………………… 38
1. 開かれた質問　39

2. 閉ざされた質問　40
　　　3. 質問の使い分け　42
　　　4. その他の質問　44
　C. 傾聴　ー耳を傾けて聴くことー ………………………………… 47
　　　1. 沈黙ーじゃましないことー　47
　　　2. うなずき，あいづち，うながし　48
　　　3. くり返しー山彦式応答法ー　48
　　　4. 明確化・言い換えー積極的傾聴ー　50
　D. 支持と共感　ー感情を受け止め言語化するー …………………… 52
　　　1. 傾聴技法による共感表現　52
　　　2. 支持と共感の技法　53
　　　3. 支持と共感の違い　55
　E. 要約と確認　ー物語を共有するー ……………………………… 56
　　　1. 要約技法の実際　57
　　　2. 要約技法の効果　58
　F. 焦点づけ　ー話題にスポットライトを当てるー ……………… 61
　　　1. 焦点づけ技法のイメージ　62
　　　2. 焦点づけ技法の実際　62
　G. 面接で聞き出すべきこと　ーどんな情報を得ればよいのかー … 65
　　　1. 主訴に関する情報　65
　　　2. 聞き落としやすい大切な情報　67
　H. 終結　ー医療面接の終え方ー ……………………………………… 71
　　　1. 病歴の最終要約　71
　　　2. 確認および再確認　71
　　　3. 質問するチャンスを与える　72
　　　4. 次に何が行われるかの説明　72
　　　5. 関係を強化するメッセージ　73
　　　6. 終結宣言　73
　I. 病歴聴取の実際の流れ　ーここまでの技法をどうまとめるかー … 74

第3章　積極技法と面接技法の応用　　　　　　　　　　　　　77

　A. 積極技法　ー医師から患者さんへの働きかけー ……………… 77
　　　1. 指示　78
　　　2. 説明　79

    3. 情報提供　79
    4. 論理的帰結　80
    5. 自己開示（私メッセージ）　80
    6. 積極的要約　82
    7. 対決　83
  B. こんなときにはどう対応するか ………………………………… 84
    1. 患者さんが話してくれない　84
    2. 患者さんの話が止まらない　86
    3. どきりとする質問をされた　87
  C. 癒しの機能としての医療面接 ………………………………… 90
    1. 疾患と病い　90
    2. 心身相関的な悪循環　91
    3. システム論的な視点　93
    4. 悪循環の促進要因　93
    5. 悪循環からの離脱　96

第4章　医療面接の学習法　——————————— 99
  A. ひとりでできること ………………………………………… 99
    1. 知識レベルの自己学習　100
    2. 実際の体験から学ぶ　104
  B. グループでの学習 …………………………………………… 109
    1. 参加者同士のロールプレイ　109
    2. 模擬患者の参加するロールプレイ　116
  C. OSCE（オスキー）と医療面接 …………………………… 117
    1. OSCEとは？　118
    2. 医療面接のOSCEで何が要求されるか　118
    参考図書　121
    参考文献　122

あとがき ………………………………………………………… 125
索引 ……………………………………………………………… 127

◎ 第 1 章 ◎
医療面接を始める前に

A. 医師患者関係

　臨床におけるすべての医療行為の基礎となる医師と患者の関係，これが医師患者関係である。医師患者関係とは，医師である「私」と私の患者である「あなた」がどのような会話をするか，どのようなコミュニケーションをするかという具体的なものである。一方では，医師には医師に期待される役割があり，患者には患者としての役割がある。医師患者関係は，お互いに個性を有する平等な二人の人間の「人間関係」としての側面と，互いに異なった役割を持った二人の人間の「役割関係」としての側面を合わせ持っている。すべての医療行為が効率的，効果的に遂行されるためには，そこに良好な医師患者関係が存在していることが必要である。そして，医師が患者さんと良好な関係を結ぶためには，適切な医療面接を行う能力は欠かすことができない。本項では，医療面接技法の実際を学ぶ前に，「臨床」「医療行為」「医師患者関係」などの重要な概念についてまず整理しておきたい。

1. 臨床とは？

　臨床とは，文字どおりベッド（床）のそばにいる（臨む）ということである。そのベッドはからっぽではない。患者が横たわるベッドである。患者（patient）ということばは，patience＝忍耐ということばから由来しており，患者とは苦しみに耐えている人なのである。そのそばにいて，必要があればいつでもその苦痛を和らげようと努力するのが，医師（あるいは医療従事者）の本来の姿である。主治医（attending physician）の attending ということばは，本来的には，積極的に何かをするというよりは，何かが起こることをじっと待ち望みながら，注意深く待機しているという姿勢をあらわす。医療従事者とは，何かをすることによって患者を治癒せしめるというよりは，患者に癒しがもたらされることを忍耐強く待ち望む者なのである。このような「注意深い受動的な姿勢」は，現代の医療においてともすれば見失われがちな態度であるが，医療における基本姿勢なのである。この姿勢は決して何もしないということではなく，必要があればすぐに行動できるように集中しながら，余計なことはせずにいるということである。患者に向かって〈どこが苦しいのですか？〉，〈何かして欲しいことはありませんか？〉と，くり返し問いかけ，患者の苦しみの表現に耳を傾けつつ，あくまでも患者のそばにじっと付き添い続ける姿勢，これが臨床の基本姿勢であり，医師と患者のコミュニケーション，医療面接を含む医師患者関係の原点がここにある。

2. 医療行為とは？

　医療の目的は，単純化して言うならば，「患者が抱える問題の解決を援助すること」と定義できる。患者は何らかの問題を抱えて医療機関を訪れる。単純な例では，「頭が痛い」「腹が痛い」といった症状＝苦しみが，その患者の問題である。最近は「健康診断で肝機能が悪いと言われた」などという，間接的な問題＝不安を抱えて受診する場合も多い。問題を自覚していない人は医療機関を訪れることはない。医療行為とは，この「問題解

決を援助」するためになされる一切の行為の総称である。問題を解決するのは多くの場合患者自身であり，医療従事者はその援助をする。医療従事者が直接手を下して問題を解決する機会は，通常考えられているよりもはるかに少ない。

　医療行為には，非常にたくさんの行為が含まれる。代表的なものを列挙するならば，病歴聴取，理学的診察，検査，診断，治療などである。治療の中には，手術，投薬，生活指導，カウンセリングなどが含まれる。臨床における医療行為は，原則として医師と患者の１対１の関係＝医師患者関係を通じて実行される。これが，臨床における医療行為の重要な特徴である。

　良好な医師患者関係はすべての医療行為の基礎となるものである。医療行為を能率的，効果的に遂行するためには，良好な医師患者関係が基本にあることが必須である。良好な医師患者関係のもとでは，治療はしばしば医学的に期待される以上の効果をあげうる（これをプラシーボ効果と呼ぶことがある）。逆に関係が良好でない時には，どのような治療も期待どおりの効果を挙げえないだけでなく，医学的には説明できない副作用が生じたり，医療トラブルが発生することがしばしば経験される。

3．医師患者関係とは？

　医師患者関係を抽象的な概念として理解しても，実際の臨床にはあまり役には立たない。医師患者関係とは，医師である「私」と私の患者である「あなた」との二者関係である。「私」と「あなた」がどのような会話をするか，どのようなコミュニケーションをするかという極めて具体的なものなのである。そして，医師と患者の関係が良好であるかどうかの一番の指標は，「私」と「あなた」の双方によって感じとられる「その場の雰囲気」である。

　例えば，医師である「私」の外来診察室に「問題を抱え，援助を必要としている存在」としての患者さん，例えば一人の中年の女性，が入って来

る場面を想像してみてほしい。

　患者さんと私の視線が合う。〈この人はとても辛そうな様子だ。きっとひどく具合が悪いに違いない。なんとかしてあげたいが，できるだろうか？〉。そんなことばが私の脳裏をかすめる。同時に患者さんの方は「少したよりなさそうな先生だが，話は聞いてくれそうだ」と感じるかもしれない。ことばが発せられる以前に，すでに一つの交流（コミュニケーション）が生じている。

　そこで私が〈どうされましたか？〉と第一声を発し，患者さんが「実は，3日前から胃がひどく痛むんです。それで…」と話し始める。私は，〈これは，私の守備範囲だ。なんとかこの患者さんの役にたてそうだ〉と少しほっとしながら聞いている。こうして，その患者さんとの「関係」がスタートする。そして，患者さんとの言語的および非言語的なコミュニケーションの頻繁なやりとりを通じて，この「関係」が発展して行くのである。あたりまえのことだが，お互い無表情に黙って座ったままでは，関係は発展しにくい。

　これらのことから分かるように，医師患者関係とは医師から患者，あるいは患者から医師への一方的な関係ではなく，相互交流的な関係である。それと同時に，この関係は「静的な関係」ではなく「動的（ダイナミック）な関係」であり，コミュニケーションのやりとりにともなって刻々と変化する。

　例えば，患者さんが「たいしたことはないと思うのですが，実は母方の祖父が，手遅れの胃癌で死んだものですから…」と話を続けた時に，ふっと私の表情が曇ったとする。すると患者さんは「ああ。この先生もまた《それは心配し過ぎですよ》などと言って真剣に取り合ってくれないのではないか」と思い，いやな気分になるかもしれない。しかし，もし私からの返答が〈それはご心配でしょうねぇ。もう少し詳しく話してくれませんか〉というようなものであれば，「やっぱり思い過ごしだったようだ。今までのお医者さんとは少し違う感じの人だなぁ」などと，また雰囲気が変

わるだろう。

　このように，相互交流的で動的であるということは，関係が「医師」と「患者」の二つの要素によって構成され，互いに影響を及ぼし合うということである。このことは，マニュアル的な対応では，良い雰囲気作りができるとは限らないことを意味する。医師と患者の相性というものは常に存在するし，医師患者関係はつねに「出たとこ勝負の一期一会」という要素を含んでいる。

　この「医師」と「患者」という二つの要素間で取り交わされるコミュニケーションそのものによって，次のコミュニケーションの雰囲気が影響を受ける。だから「動的」なのである。さきほどの例で「親戚が胃癌で…」に対する返答が，〈親戚とはいえあくまで他人のことですからね。あなたの体のこととは別ですよ〉といったものだったら，次に「そのことを考えると，心配になって夜も眠れないくらいなんです」といった話の発展は起こらず，話の流れは全く違ったものになるだろう。それによって，発展する「医師患者関係」の質も異なったものになるに違いない。

　ところで，「医師である私」と「患者であるあなた」は，どちらもそれぞれ独自の考え，感じ方，感情，個性をもった人間であり，それぞれの主観を持った存在である。すなわち，医師患者関係は，お互い個性をもった二人の人間の相互関係であるから，本質的に両者は平等である。このような関係を「間主観関係：intersubjective relationship」と呼ぶことができるし，単に「人間関係」と呼ぶこともできる。ところが，一方では，医師には医師に期待される役割があり，患者には患者としての役割があることも事実である。医師患者関係は，異なった役割を担う二人の人間の間の関係（役割関係）としての側面を明らかに持っている。これらの役割はある程度「医師一般」あるいは「患者一般」に共通した普遍性を有するものである。

　一般に医師に期待される役割としては「患者の苦痛を軽減するために真摯に努力すべきこと」「患者の不安を取り除き，安心感を与えること」「患

者の抱える問題に関して情報を集め，分析し，診断を下し，治療方針を決定すること」「患者に診断，治療方針，予後の見通しなどについて適切な説明を与えること」「治療行為を実際に執り行うこと」「患者からの質問に答え，患者の抱く疑問を解決すること」などが挙げられる。しかし，これらの医師に期待される役割は，常に一定不変のものではなく，時代や社会環境の変化に応じて変化する。患者に期待される役割としては「自身の抱える問題を認識し，解決のため医師に助力を求める」「医師の援助のもとに，自身の問題解決のために努力する」「医師を信頼し，その判断と指導を受け入れる」といったことが考えられるが，こういった「常識」が先入観として独り歩きすることには問題もある。

　ともあれ，良好な医師患者関係が機能するためには，この「役割関係としての医師患者関係」と「人間関係としての医師患者関係」の間に一定のバランスと調和が保たれていることが望ましい。しかし，この両側面にはしばしば矛盾・対立が生ずる。一例を挙げれば，長期的に見れば患者の治療に役立つが，患者にとっては苦痛を伴ういやな処置などを医師が患者に勧めなければならない場合がそれである。こういった場合，医師，患者の双方とも苦しむことになる。しかし，医師には，矛盾をあえて避けず，それを患者とともに抱え続けていく覚悟が要求される。その矛盾の中からなんらかの解決策が見いだされていくことを，忍耐強く待つ強さが医師には必要とされるのである。

4．良好な医師患者関係形成のために

　良好な医師患者関係が築かれるための医師側の必要条件として，Rosenが挙げている3つの重要な要素，「受容」「共感」「臨床能力」の概念について説明する。

a. 受け入れること（受容：acceptance）

　良好な医師患者関係が成立するために必要とされる第一の条件は，患者

が医師または医療関係者によって受け入れられている（受容されている）ことである。受け入れることの一番分かりやすい例は，医師が患者に対して〈あなたは私の患者です(You are my patient)〉という態度を明確に示すことである。このような態度を示されることによって，患者は「私はここに居てよいのだ」という安心感を抱くことができる(つまり存在そのものを受容される)し，そこでリラックスすることができる。

　このようなことは当たり前のように感じられるかも知れないが，実際の医療現場では，患者は，この「受け入れてもらう」という体験をさせてもらえないことがしばしばある。一番多い例は，医療の専門分化の行き過ぎによって，〈あなたの病気は私の専門外です〉という態度をとられることである。また，診察や検査によって器質的な疾患が証明されない時，往々にして患者は〈あなたは病気ではありません〉とか，〈単なる気のせいです〉など，〈あなたはここに来るべき患者ではない(You are not my patient)〉というメッセージを浴びせられる。また，時間外や予約外であることを理由に迷惑がられたり，来院したこと自体を非難されたりという体験をする患者も多い。さらに，訴えの多い患者や，なかなか良くならない患者は，それだけで受け入れられにくい傾向がある。「私はこの医療機関（あるいはこの医師）に受け入れられていない」「私はここに居てはいけない」という感覚は，良好な治療関係の成立を強く阻害する。

　「受容されている」という感覚は，医師や医療従事者の色々な行為や態度によって患者に伝えられる。患者の語ることばに熱心に耳を傾ける態度(傾聴)は，患者の存在そのものを受け入れているという最も強力なメッセージとなる。身体的診察を丁寧に行うことも，検査や治療の説明を丁寧に行うことも，患者に「大切に扱われている。尊重されている」という感覚を与える。「全面的に受け入れられている」「安心して身を任せられる」という感覚は，母親によって全面的に保護されている子供，すべての外的な危険から守られている子宮内の胎児などの状況にたとえることができる。このような「安全に守られた状況」は，病んで傷ついた患者が癒されるた

めの必要不可欠の環境である。

　逆に，冷徹な皮肉っぽい対応や，よそよそしい言動などは，患者に「受け入れられていない」という印象を与える。「受け入れられていない」と感じた患者の多くは，怒りや哀しみを感じて抑うつ的な気分になる。また，逆に無理に受け入れられようとの試みから，自分自身の感情を自然に表現することをやめて，周囲に対して過剰に気を使うようになることも多い。リラックスできず，絶えず周囲に気を使わされている患者は，常に精神的エネルギーを消耗させられる状況にあるのでストレスがたまる。この患者のストレスは容易に「怒り」に転化し，期待していた治療の成果が上がらなかった時などに，いままで我慢していた「恨み」が噴出し，最悪の場合には医療訴訟などに発展することさえある。

　ところで，医師は常にどんな時にでも患者を受容しなければならない，と杓子定規に考えると，これは医師にとって大変なストレスになる。常に患者を100％受容し続けるということは，たいへんなエネルギーを必要とすることである。往々にして，真面目すぎる完璧主義の医師は，燃え尽き（burn out）に陥る危険性が高く，その緊張に耐えきれずにある時点で患者を突き放すという対極行動に出る危険性が高い。患者を受け入れるということと「患者の問題のすべてを医師が解決しようとして抱え込む」ということは全く別のことである。

　例えば，明らかに専門外の患者が来院した時でも，とりあえず患者の訴えをよく聴き，問題点を把握した上で，しかるべき専門医に紹介状を書いたり，利用できる社会的資源の情報をアドバイスしたりすることはできる。これはこれで立派な医師の仕事である。このように対応された患者は「受け入れられた」と感じるものである。成熟した医師は「自分の限界」を知り，「無力な自分」をも受け入れなければならない。

b. 共感すること（compassion, empathy）

　患者は patient（耐え忍ぶ者）であるから，患者が表現する感情は一般

に，「苦しい」「痛い」「どうしようもない」といった「苦しみ」であることが多い。患者は事実としての「症状」や「病状」のみを訴えているのではなく，そこに伴う「苦しみ」を訴えているのである。一人の人間として，苦しむ患者のそばにいてそのことばに耳を傾ける時，医師の心の中にもこの苦しみを共有しようとする心の動きが生じる。患者が苦しい時，医師も苦しい。患者が少し楽になった時には，医師も喜びを感じる。これが共感という現象の最も素朴な例である。

　共感：compassion とは，元来，com-（共に）passion（苦しむ）ということである。passion とは，キリスト教文化圏においては，十字架に架けられたキリストの受難を表すことばである。キリストは自ら苦難を引き受けることによって人類の罪をあがない，人類すべての苦しみを救済した。苦しみの共有によって，患者の苦しみは完全に解決されることはないにせよ，共に背負ってくれる人の存在により軽減され，部分的に癒される。この時，苦しみは絶望的なものから受忍可能なものへと変容する。

　一方では，医師と患者は異なる人間であるから，「完全な共感」は不可能であるということもまた事実である。痛みを感じているのは患者自身であり，「他人の痛みは3年でも我慢できる」と言われるように，医師は平然としていることもできる。しかし，患者の痛みを和らげることができないままそばに居続けなければならないという義務を自らに負わせる時，医師も違った意味で苦しみを共に背負うことになる。患者と医師はともに「同じ内容」を感じていなければならないとは必ずしもいえない。患者が痛みに苦しみ，医師は患者を救えないという自責に苦しみつつ，できるだけのことをしようとそばに居続ける時，そこには compassion が存在する。

　同情（sympathy）や，慈悲（mercy）という感情や行為も，共感に近い心の動きである。人間は，苦しんでいる他者の役に立ちたいという，「利他の本性」とでもいうべき心の本来的な働きを持っているらしい。このような心の働きは，人間だけではなく猫や犬などの哺乳動物においてもすでに認められる。もともと医療とは，このような生物学的な「利他の本性」に

その基盤を持っているのかもしれない。このような本性が自然に発露するとき，そこには親密で治療的な医師患者関係が形成される。

　一方で「利他の本性」を自然に発揮する人はどこにでも居るし，それを発揮するのに必ずしも専門的教育を必要とするわけではない。医師や医療従事者は，時にこれらの「善意の素人」が発揮する癒しの力に，自分たちの力が及ばないことを痛感させられることがある。病院にかかってもなかなか良くならなかった慢性愁訴の患者が，「親切な隣のおばさん」の優しい係わりによって癒され，病院に通う必要がなくなるというようなことがある。時には，科学的な根拠の乏しい民間療法や伝統医療によって，医療で癒されなかった患者が劇的に改善することさえある。このような場合，医師は自らの受容，共感能力が，これらの「善意の素人」に及ばなかったのではないかと反省する必要がある。

　時に，医師が身につけている科学的な価値観が，かえって素朴な「受容，共感」の発露を妨げていると思われる場合がある。河合隼雄は「医師の世界には解剖実習というイニシエーション（通過儀礼）がある。死体に感情移入することなく物体として客観的に冷静に扱うという医師に必須の能力を，この実習によって医学生は獲得するのである」と述べている。しかし，まさに，この「感情移入してしまう弱さ」は，同時に「共感する能力」でもある。医学生がそれを失ってしまうことの代償はあまりにも大きい。「受容，共感」を通じて他人を援助することは必ずしも医師の専売特許ではない。医師は「利他の本性」を「善意の素人」や「他の職種の専門家」と同じくらい素直に発揮できるよう，自らを再訓練する必要がある。

c. 臨床能力 (clinical competence)

　医師患者関係は「対等な二人の人間」としての平等な人間関係であると同時に，「援助の専門家としての医師と，援助される者としての患者」という一種の役割関係でもある。したがって，医師に要求される最後の条件は，援助の専門家としての臨床能力である。この能力は，臨床に関する知

識(knowledge)，技術(skills)，そして臨床家としての態度(attitude)の3つの要素からなる。現代の医学教育において，医学生は医学知識を徹底的にたたき込まれる。十分な知識を身につけていなければ国家試験に合格することはできない。しかし，知識だけで医療行為を実行することはもちろんできない。

　例を挙げてみよう。前日から下痢と嘔吐でふらふらになった患者が病院にやって来たとしよう。卒業したての研修医であっても，この患者が脱水状態にあるだろうということは想像がつく。その研修医は「脱水の場合は皮膚の緊張が低下し，舌が乾く」ということを知っており，「嘔吐のある脱水の患者には点滴で輸液をすることが一番効果的である」ということも知っている。「電解質の検査がなされていない状況での脱水の補正には，開始輸液と呼ばれる生理食塩水の約半分の濃度でカリウムを含まない輸液が最も安全である」ということも知っている。知識としては完璧である。そこでその輸液を用意し，いざ患者の静脈に点滴の針を刺そうとするが，針が静脈に当たらない！ということがしばしば起こる。技術が伴わないのである。こうなると完璧な知識も何の役にも立たない。静脈に投与できない輸液は宝のもちぐされである。その時，それまで黙って見ていたベテランの看護師が，見かねて〈先生ちょっと貸して下さい〉と言うや否や，あっというまに留置針を患者の静脈に刺してしまう。冷や汗を流していた研修医は，医師であるというプライドをずたずたにされるが，自分の技術のつたなさを恥じ，いっそうの技術研修を決意するのである。多くの場合，精進のかいあって，わずか数カ月後には「病棟で一番点滴がうまい」という評判をとるほどに上達し，めでたし，めでたしとなるのである。

　しかし，さらにもう一つの問題がある。患者は脱水でふらふらになり，しかも，これから先どうなるのだろうと不安に感じている。研修医が，患者に様子を尋ねるでもなく，状況を説明するでもなく，ただ点滴を刺すことにのみ一生懸命になっているとしたら，患者の不安はますます大きくなるであろう。〈気持ちは悪くありませんか〉，〈これから点滴を刺します

よ〉,〈点滴が入りました。もうすぐ楽になりますからね〉などと適切に患者に声をかけ,状況を把握し,患者の不安を取り除く態度をきちんと示すことが臨床医には必要なのである。知識,技術,態度の3つの要素をバランス良く身につけていることが,医師に要求される臨床能力である。

さて,臨床医にはどのような分野の能力が要求されるのであろうか。大きく分けると,下記の3種の能力が医師に要求される。

1) 生物医学的能力（bio-medical competence）
2) 心理社会的能力（psycho-social competence）
3) 人間性に関する能力（humanistic competence）

現在までの医学教育においては,もっぱら生物医学的能力ばかりが強調されてきた。もちろん,先ほどの脱水の患者の例で示したように,患者を治療するには,生物学的医学に基づいた生体の水・電解質バランス,酸・塩基平衡,輸液療法などに関する正しい知識,技術は不可欠である。しかし,医師の専門的な能力は生物医学的な要素ばかりではない。

社会的資源をいかに患者のために役立てるか,いかにして患者の心理状態を正確に読みとり,的確に心理的な援助を行うかといった心理社会的能力は,医療行為遂行のために不可欠である。残念ながらそれが現在までの日本の医学教育体制の中で十分教育されてきたとはいえない。特に,適切な医療面接を行う能力は,医師にとって不可欠であり,それを身につけるためには適切なトレーニングが必須である。

さらに,医療における倫理,そして「人間が生きることの意味」などの実存・哲学・形而上学,あるいは宗教的（霊的：spiritual）な事柄についての深い理解は,慢性疾患や悪性疾患患者に対する援助の際に必要不可欠となってくる。このような領域は,医師の人間性に深くかかわってくる分野であり,一律な教育で養成できるといったものではない。しかし,医師の自己教育という観点から考えれば,これもまた間違いなく生涯を通じて医師が追求し,高めなければならない重要な能力であろう。

それでは,能力の高い医師が良い医師であり,良好な医師患者関係を作

るにはスーパーマンのような理想的な医師でなければならないのだろうか。自分が完璧な医師であると信じている医師ほど怖いものはない。どのような人間でも必ず無能で不完全な至らない部分を持っている。自分が常に完璧でなければならないと信ずる医師は，自分の弱い部分，影の部分を無意識のうちに他人（同僚の医師，看護師などの医療従事者，患者など）に押しつけることになる。まわりにいつも腹をたてている自称良心的な完璧主義の医師は，本当の意味で患者の役に立てることは少ない。医師として成熟するということは，自身が完璧な医師であるという幻想を放棄して，自分の無能さ，至らなさを自己責任として受け入れるということである。このような態度を保持できて初めて，同じ一人の無力な人間同士としての人間的な共感が医療チームや医師患者関係の中に生じてくる。こうして医師は患者や同僚に学びつつ，さらに成熟へと向かって歩み続けることができるのである。

> **まとめ 1-A 医師患者関係**
>
> ① 臨床の基本姿勢は「患者さんの苦しみをやわらげようとする注意深い受動的な姿勢」である。
> ② 医療行為とは，医師と患者さんの1対1の関係を通じて，患者さんが抱える問題解決を援助するためのすべての行為である。
> ③ 医師患者関係とは，相互交流的でダイナミックな関係であり，「人間関係」と「役割関係」のほどよいバランスからなる。
> ④ 良好な医師患者関係の形成のために，医師には「受容」，「共感」，「臨床能力」の3要素を身につけていることが要求される。

B. 医療面接技法を学ぶ前に理解しておくこと

　患者さんと適切にコミュニケートする能力は，良好な医師患者関係を構築するために必要不可欠である。そのために，医療面接の技法を身につけることはたいへん役にたつ。しかし，技法を単にマニュアル的に暗記して使うだけでは，良好な医師患者関係を構築することは決してできない。医療面接技法を有効に使うためには，コミュニケーションの基本原則や，技法のもつ意味を十分に理解しておく必要がある。本項では，コミュニケーションにおける基本的事項と，各々の面接技法の全体構造について述べる。

1. コミュニケーションの基本的事項

a. 言語的メッセージ，準言語的メッセージ，非言語的メッセージ

　コミュニケーションにおいて「私」と「あなた」のあいだに取り交わされるメッセージ（情報）には，大きく分けて，ことばによるもの（言語的メッセージ）とことばによらないもの（非言語的メッセージ）の2種類がある。

　非言語的なメッセージを発信する手段としては，服装，身ぶり，手ぶり，アイコンタクト，位置や姿勢の取り方，ちょっとしたしぐさ，スキンシップなど，実に多様なものがある。ことばづかいや声の調子などは，必ず言語に伴うものであるが，厳密に言えばことばで伝えられる内容とは別の情報を伝えているので，準言語的メッセージと呼ばれる。一般に患者さんとの会話においても，言語そのものを通じて伝達される情報量は思ったほど多くなく，その背景にある準言語的・非言語的なメッセージが，より多くの情報を伝えるということが知られている。

　例えば，険しい表情で（非言語的メッセージ），大声で叱るように（準言

語的メッセージ），〈安心しなさいと言っているだろう！〉という言語的メッセージを発信しても，言われた方は安心することはできない。このような場合，言語以外のメッセージ（安心するどころではない）の影響が大きすぎるので，言語的メッセージはその効果を発揮できないのである。

　元来，ことばによる情報伝達は，系統発生的に見れば人類の歴史のごく最近になって発達して来たものである。これに対して，人間以外のすべての動物はそのコミュニケーションをことばによらない情報伝達に頼っている。人間もまた動物としてのコミュニケーションスタイルを保持している。したがって，人間のコミュニケーションにおいても，非言語的メッセージが重要な役割を果たすことは極めて自然なことである。

　ところで，非言語的メッセージの特徴について理解するには，実は上記のことだけでは不十分である。言語的メッセージと非言語的メッセージでは，伝達する情報の質（種類）が異なるのである。例をあげてみよう。

　あなたが「1たす1は2」であると思っているか，あるいは「1たす1は3である」と思っているかを他人に伝えようとする時，言語的手段を用いずに伝えることは極めて困難である。しかし，「私はあなたが好きなんです」ということを伝えたい時には，ことばを使わなくとも，しぐさや表情やちょっとした態度でかなり伝えることができるだろう。「1たす1は2」というのは，論理あるいは概念に関する情報であるが，「私はあなたが好き（あるいは嫌い）」というのは，「私とあなたの関係性」に関する情報であることに注意してほしい。非言語的メッセージを介して伝わる情報は，主として「関係性」に関する情報なのである。

　ペットの犬が，私の足もとにじゃれついてきたり，腹を上にして寝そべったりしている時，その犬は私に「信頼・依存・甘え」というメッセージを送ってきているのである。私の方にそれを感じとれるだけの感受性があれば，関係性の情報（この犬は私を好いている）は種族差を越えて伝わる。だから，ある種の人は「ペットと話ができる」かのように見える。言語的なメッセージの発信・受信能力がかなり障害されている患者，例えば

認知症の老人や精神遅滞の患者，との間であっても，非言語的メッセージを通じての交流はかなりの程度可能である。患者の身体に優しく触れ，丁寧に語りかけ，相手と視線を合わせながら，患者のとりとめのない話をうなずきながら熱心に聞き続けると，たとえ言語的には全く交流できない人との間でも信頼関係を作ることが可能になる。

　良好な医師患者関係を構築するためには，言語的メッセージよりも非言語的メッセージを有効に用いることの方が効果があるという事実は，上記のような理由による。「目は口ほどにものを言う」どころか「目は口以上にものを言う」のである。

b. メッセージとメタ・メッセージ

　非言語的メッセージと言語的メッセージが矛盾している場合，前者の方がより大きい効果を与える。例えば，プレイボーイとして有名な男が，いかにも冗談っぽい態度でにやにやしながら「君のことを愛している」と言った場合，本気で〔愛されている〕とうれしく感じる人がいるとしたらそうとう鈍い人であろう。この場合，「君のことを愛している」という言語的なメッセージは，男の態度が非言語的に発している〔これは冗談である〕というメッセージにより打ち消されてしまう。この時，非言語的なメッセージは，言語メッセージ「君のことを愛している」についてのメッセージ，〔私の発言「君のことを愛している」は冗談である〕を，伝えているので，この場合非言語的メッセージはメタ・メッセージ（メッセージのメッセージ）であるということになる。これは，ちょうどワードプロセッサーのキーボードのオプションキーやシフトキーの働きに似ている。シフトキーが押されると，他のすべてのキーの持つ意味が変わってしまうのである。

　多くの場合，情報はメッセージとメタ・メッセージの両方を含んでいる。これが極端な場合はダブルメッセージ（矛盾した二つのメッセージが同時に発せられる）ということになる。医療面接の場面でもこのダブルメ

ッセージはしばしば重要な問題を引き起こす。

　簡単な例を挙げて見よう。医師が時計をちらりちらりと見ながら，〈時間がかかってもいいですから，好きなだけ話して下さい〉と言う場合，患者は落ちついて話せるだろうか？　研修医が検査の結果を患者に説明する時，いかにも自信のなさそうな態度で〈検査には異常がありませんから絶対にだいじょうぶです〉と述べたとして，患者は本当に安心できるだろうか？　このように，矛盾したメッセージを受け取った患者は，混乱し，落ちつかない気持ちにさせられ，医師に対する信頼感を失ってしまう。〈いくら説明しても，この患者さんは納得してくれない〉と主治医が嘆いているような時，この問題を思い起こして見る必要がある。医療面接の場面では，メッセージ（ことば）とメタ・メッセージ（態度）はできる限り一致していることが望ましい。

　カウンセリングの大家である Rogers は，「カウンセラーの最も大切な態度は自己一致である」と述べている。これを医療面接場面に当てはめると，医師においては，自分の感じていることと言動が一致していることが望ましいということになる。医師が感じていることは，医師の態度を通じて非言語的メッセージとして患者に伝わる。したがって，医師が自己一致していないと，医師の発する非言語的メッセージと言語的メッセージが矛盾して，ダブルメッセージになってしまう。例えば医師が自信がないことを自覚している時には，それを隠そうとするよりも，〈私もこれについては必ずしも自信がないのですが，これからあなたと一緒に努力したいと思います〉と患者さんに率直に告げる方が，メッセージとメタ・メッセージが一致するので，患者さんは混乱しないですむことになる。

c. コンテクストとコンテント

　前項でのべた，メッセージとメタ・メッセージの関係を，もう少し広く一般化した概念が，コンテクストとコンテントである。コンテント（content：内容）とは，発信される情報の中に，具体的に言語的に表現さ

れているメッセージである。コンテクスト（context：背景または文脈）とは，その内容の底に流れ，背景，枠組みを形作るもう一つの意味とでもいうべきメタ・メッセージである。コンテントはコンテクストの存在下に初めて一定の意味を持つ。医療面接の現場ではコンテクストは「その場の雰囲気」として感じられる。

　例を挙げてみよう。いつも患者のために十分に配慮し，患者からも十分に信頼されている医師が，患者に〈あなたの頭痛はそれほど重要とは思われません。少し様子を見てもよいと思います〉と告げたとする。すると，患者は「そうか，私は重大な病気というわけではないのだ」と感じて安心する。この場合，医師と患者の間にあるコンテクストは「信頼」であり，コンテントの言語的メッセージは「保証・安心」をもたらす。ところが普段から患者の訴えに真剣に耳を傾けない医師が，同じコンテントのメッセージを伝えたとすると，患者は「訴えを真剣に聞いてくれてない。症状が過小評価されている」と感じる。この場合，コンテクストが「不信」であるため，コンテントのメッセージは保証の効果を発揮できず，むしろ患者の「不信，不安，不満」を増強させることになってしまう。このように，コミュニケーションの効果を規定するものは，多くの場合コンテント（ことばそのもの）よりもコンテクスト（雰囲気）である。以上のことから，一般に「良好な医師患者関係」とか「信頼関係（ラポール）」とか呼ばれる概念の実体は，実はコミュニケーションのコンテントではなく，コンテクストとより密接な関係を有していることが理解できる。

　医療面接技法について学ぶ時，技法の表面に現れることばの表現ばかりに注目していると，一番大切な「医師患者関係のダイナミックな変化」についての大切なポイントを見落としてしまうことになる。同じ面接技法を使ったとしても，その場面のコンテクストが異なっていれば，効果は全く異なったものになる。しかも，あるコミュニケーションは，それに引き続くコミュニケーションのコンテクストを変えてしまうのである。くり返しになるが，もし患者を説得したいと思うならば，説得に入る前のコミュニ

ケーションで，前もって「信頼」というコンテクストを作り出しておかなければ，成功する見込みはほとんどない。信頼できない人からの説得を受け入れる人はいないからである。その時々のコミュニケーションのコンテクストを把握できることは，有効な医療面接を実行するためには欠かせない能力である。言い換えれば，有効な医療面接を行う能力とは，その場面場面における適切なコンテクスト（雰囲気）を，コミュニケーションの中に作り出していく能力であるともいえる。以上のことは，少し抽象的で分かりにくいかもしれないが，コミュニケーションや医療面接技法を論ずる際にとても大切なことなので，本書では今後もくり返し触れて行きたいと思う。

d. コンテクストの破綻と再構築

　ところで，「医師と患者の間には常に信頼関係がなければならないのか？」という問題がある。医師と患者の間のコミュニケーションに行き違いが生じ，それが次第に増幅して，関係が破綻の一歩手前まで至ることがある。しかし，そこで，それまでの形式的な交流をかなぐり捨てた実存的な裸の交流（時にそれは対決という形をとる）が生じ，それまでの形式的な関係が壊れて，より生の，飾りのない人間関係が形成されることもある。つまり，「けんかをしてかえって仲良くなる」というような現象である。この場合，コンテクストが「よそ行き」から「ざっくばらん」に変化したわけである。このような医師患者関係の破綻と再構築は，難しい患者さん（difficult patient）との治療関係中にしばしば生じる（→83頁，積極技法・対決の項参照）。

e. マニュアル化というコンテクスト

　もう一つ，コンテクストに関係する重要な問題について触れておきたい。それは「マニュアル化」という問題である。これは，医療面接の教育や実習の際に最も問題になる陥穽である。例えば「患者さんが苦しみを表

現した時に《それはたいへんですねぇ》と共感を表現する」という技法を実習で学んだとする。これを全く共感を伴わないまま機械的に実行すると，患者は極めて空々しい感じを受ける。そして，結果的にこのような対応は，決して医師に対する信頼感を増加させない。患者はこのような「偽物の共感」を見分ける力を持っている。いったんコミュニケーションに「マニュアル化」というコンテクストが形成されてしまうと，すべてのコンテントはその実効を失って形骸化してしまう。この問題の解決はたいへん難しく，医療面接・コミュニケーション教育の根幹にかかわる問題であることを銘記しておく必要がある。

2. 医療面接技法の階層構造

医療面接にはたくさんの技法があるが，個々の技法の働きは決して同列には論じられない。個々の医療面接技法について学ぶ前に，医療面接の全体の構造を理解しておく必要がある。

医療面接の目的は，以下の3つにまとめられる。
① 良好な医師患者関係を作り出す。
② 患者から必要な情報を聴き出す。
③ 患者に対して説明や教育を行う。

これは，Cohen-Cole が医療面接における3つの役割軸として述べた，ラポールの形成・患者の感情への対応，患者理解のための情報収集，患者への教育・調整・動機づけ，に相当するものである。実際の医療面接においては，この3つの機能は全く別々に独立して働くわけではない。しかし，面接の目的によっては，この3つの機能のうちどれかに，より重点が置かれることになる。

①を特に重視した医療面接は，心理カウンセリングに非常に近いものになる。そこでは，患者が表現することばや感情にぴったりと付きしたがって傾聴することに最も重点がおかれ，医師側からアドバイスやコメントすることはもちろん，情報を収集することさえ最小限にしか行われない。

②を最も重視する面接は，古典的な病歴聴取（問診：history taking）である。しかし実際には，病歴聴取は①と②が同時にバランス良く進行する過程でなければならない。病歴聴取においては，③の医師側から説明したり情報を与えたりということは，必要最小限度しか行われない。

　病歴聴取以外の，多くの医療行為においては，説明したり，教育したりという③の機能が必要とされ，医師側からの働きかけの技法がどうしても必要になる。しかし，例えば検査結果の説明というような医療行為においても，ただ一方的に説明だけが行われるのではない。適切な導入や，説明を受けた患者の気持ちを傾聴することなど，①や②の技法も同時に必要とされる。また，そもそも，説明の場の雰囲気が受容的でなければ有効な面接にはならず，患者の満足感は得られない。

　以上のようなことをふまえて，医療面接の個々の技法を分類するとともに，その機能を構造化して理解しようとする時に非常に役に立つのが，Iveyが提唱した統合的カウンセリング教育法であるマイクロカウンセリングの考え方である。それを図示すると次頁の（図1）のごとくになる。

　医療面接の最も基本的な機能は，①の良好な医師患者関係を作り出すことである。このために必要とされるのは，医師と患者の間に受容的なリラックスした雰囲気を作り出すための基本的な態度，非言語的メッセージの一群である。Iveyはこれを「かかわり行動：attending behavior」と呼んだ。適切な「かかわり行動」により，言語的な医療面接を支えるコンテクストが形成される。このコンテクストなしには，どのような言語的な技法も効果を発揮し得ない。したがって，適切な「かかわり行動」の理解と修得が，医療面接法教育の最も基底の層に位置しなければならない。

　このような態度に支えられる形で，第2層には「情報を聴取しながら，患者の感情を受けとめ，良好な医師患者関係を進展させる」機能を発揮する技法の一群が位置する。Iveyはこれを「基本的な傾聴の連鎖」と呼んでいる。この中には積極技法以外の面接技法のほとんどすべて（導入，質問，傾聴，共感，要約，終結など）が含まれる。ここまでの態度と技法が

図1 医療面接技法の階層構造

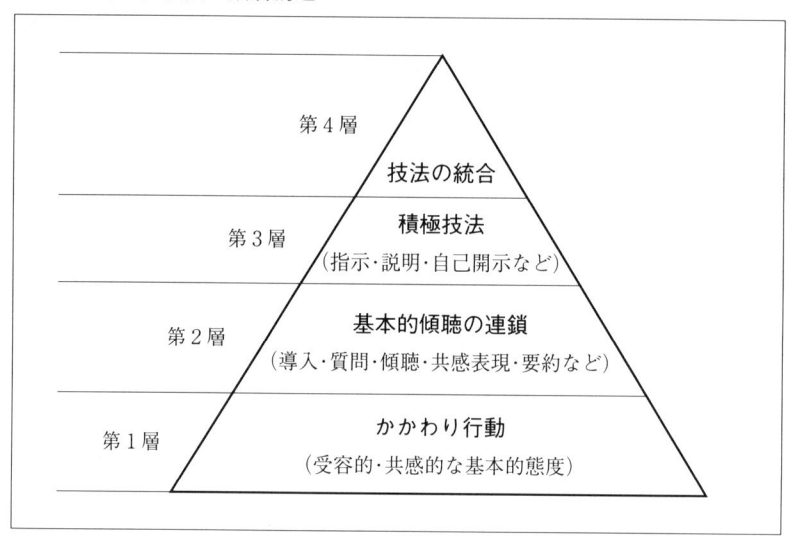

```
          第4層
                    技法の統合

          第3層
                    積極技法
                (指示・説明・自己開示など)

          第2層
                  基本的傾聴の連鎖
            (導入・質問・傾聴・共感表現・要約など)

          第1層
                   かかわり行動
              (受容的・共感的な基本的態度)
```

修得されると，有効で適切な病歴聴取を行うための基礎が修得できたことになる。医学生が臨床実習の現場で患者さんと実際に接するためには，少なくともこの第2層までが修得されていなければならない。本書で詳述される医療面接技法の大部分はこの第2層に属するものである。

　第3層は，説明したり，教育したりといった，医師から患者への働きかけのための技法で，これらは積極技法と呼ばれる。本書では，積極技法の主なものについても後の章で簡単に触れる。第1層から3層までの技法がすべて修得されて初めて，第4層の技法の統合が可能となる。

　専門的分野における面接法の各論について述べることは，本書の目的を越える。特殊な状況における面接技法の修得については，卒後研修での継続的な教育・訓練が必要とされる。

> **まとめ　1-B　医療面接技法を学ぶ前に理解しておくこと**
>
> ① 言語的メッセージよりも非言語的・準言語的メッセージの方が，コミュニケーションにより重大な影響を与える。
> ② メタ・メッセージはメッセージについてのメッセージであり，ワープロのシフトキーのような働きをする。
> ③ メッセージのコンテント(内容)はコンテクスト(文脈)があって初めて意味を持つ。面接場面におけるコンテクストは「雰囲気」として感じとられる。
> ④ 医療面接の技法は，すべてが横並びの平面の上にあるのではなく，その機能により，ピラミッド状の層構造をなしていると考えると理解しやすい。

C. かかわり行動 …… 受容的な雰囲気を作り出す態度

「かかわり行動」とは，医師患者間のコミュニケーションを確立し，有効な医療面接を行うための基本となる態度のことである。その多くはことばによらない情報（非言語的メッセージ）として医師と患者の間に取り交わされる。良好な関係を確立するための基本的なメッセージは，〈私はあなたに関心をもっています。私はできる限りあなたの役に立ちたいのです。どうぞ自由に自分を表現してください〉といったものである。ことばを換えれば，患者さんに「受容されている」「尊重されている」と感じてもらうための行動である。「かかわり行動」は，言語的な面接技法を支えるコンテクストを作り出す態度・行動であり，分類すれば非常に多くの項目をあげることができるが，ここでは重要なものだけを示す。

1. 場所，時間

　患者さんは医療機関を訪れて，そこで医師と出会う。この医療機関の建物，待合い室，診察室といった場所そのものが，そこで行われる医療行為のコンテクストを作り出す重要な要素となる。薄暗く汚い建物よりは，清潔で明るい建物の方が，患者さんは心地よさを感じる。待合い室や診察室の配色や椅子，机の配置，騒がしさ，しきりの有無など，すべてのことが患者さんの気分や面接の雰囲気に影響を与える。

　原則として，医療面接を行う部屋は，静かで，プライバシーが保て，誰かが急に入ってくることで会話が妨げられたりすることのないところが望ましい。医師と患者が1対1で落ちついて話せる部屋を確保する必要がある。複数の患者さんのベッドが並んでいる，いわゆる大部屋は，安心できる雰囲気で医療面接が行える場所ではない。どうしても仕方のないときは，ベッド周囲のカーテンをしめたり，椅子を患者さんの枕元近くに持っていくなどの工夫が必要である。専用の面接室が用意できればベストであるが，それが無理ならば外来診察室，カンファレンスルームなどを利用し，「面接中」の表示を部屋のドアに掲げるなどの工夫が必要である。

　患者さんと会う時間帯も，微妙に面接の雰囲気に影響する。食事の時間帯や，消灯の時間が迫っているような時間帯では，落ちついて話はできない。癌告知などの深刻な面接の場合，患者さんが一番気分がよさそうな時間帯を選んだり，面接後に家族と時間を過ごせるような時間帯を設定したりなどの配慮が必要である。

2. 服装，身だしなみ

　医師や学生の服装や身だしなみもまた，コミュニケーションのコンテクストとして重要な役割を果たす。医師や医療従事者がまとう白衣は，決して単なる作業衣ではない。白衣は，医師と患者の間に一定の距離間を生ぜしめ，治療構造の「守り」を作り出す。医師は白衣をまとうことにより，医療の現場に自動的に「役割関係」を作り出すのである。このような働き

は，哲学者中村雄二郎の表現を借りるならば，臨床の知におけるシンボリズム（象徴性）の働きということになる。

　もしも，白衣が汚れていたり，ボタンが取れていたりすれば，たちどころに白衣はその象徴性を失ってしまう。医学生や医師が，長髪であったり，ピアスをしていたりすることが，許されることかそうでないかという問題はいちがいには言えない。文化的背景や，患者さんの感性との相対的な要因も大きい。しかし，一般的に言って，患者さんは医療の専門家である医師に対して，清潔で信頼のできる存在であってほしいという一定の期待を抱いている。この期待を甚だしく裏切るような服装や身だしなみ，例えばぼさぼさの髪や伸びた爪のままで患者さんとの面接に臨むとしたら，その面接は最初から大きなハンディキャップを背負うことになるだろう。初心者のうちは，標準的，常識的な服装，身だしなみで患者さんに臨むことが無難である。

3. 姿勢，位置

　対面して話を聞くか，横に座るか，背を向けて聞くかによって話しやすさが変わる。一般に，真剣に話を聞こうとすれば，より対面した位置をとろうとすることが自然である。しかし，初対面の場合，圧迫感を避けようとすれば，少し斜めに座るか横座りにすることになる。患者との椅子の距離があまりにも離れている場合，親密な感じの面接にはなりにくい。すなわち，物理的な距離は心理的な距離を表すのである。話に熱中しだすと，自然に距離も縮まる。観察者の立場で面接を横から見ていると，このような非言語的メッセージを把握することは難しくない。しかし，当事者は意識していないことが多い。

4. 視線

　相手の目を見て聞くか，そらすか。欧米人は，会話をするときに必ず相手の目を見て話す。目を合わせないということは「真剣に聴いていない」

と彼らには感じられる。日本人の文化では，100％視線を合わせて話すと相手が圧迫感を感じるということもあり，文化差，性格差などにより多少原則は異なる。しかし，やはり一般にはできるだけ相手の目を見て聴き，話すように心がけることが妥当である。カルテを書くことに熱中して患者の方をほとんど向かなかったり，コンピュータ画面ばかり見ているような面接では，患者は「話を真剣に聞いてもらった」という感覚は得られないものである。

　カルテの記載やメモをどうするかということは，実際の医療現場では現実的な問題なので，少し詳しく触れる。著者は面接場面ではほとんどメモを取らない。そうすることによって，視線を患者に向けたり向けなかったりが自由にできるし，患者のちょっとした表情やしぐさなどを観察したり，それに反応したりしやすい。カルテの記載は面接の終了後に行っている。自分の記憶力だけが頼りとなるが，面接中のイメージが生き生きとしている限り，かなり記載できるものである。しかし，すべての面接にメモを取らないことを勧めるわけではない。特に外来予診面接では，どうしてもメモを取ることが必要になるだろう。その場合，メモに向ける視線を最低限にして，できるだけ患者に視線を向ける努力が必要となる。

5．身体言語

　いわゆる身ぶり手ぶり，ちょっとしたしぐさ，癖などに表される非言語的メッセージ。例としては，興味がないときにボールペンをもて遊ぶ。困ったときに頭をかく。緊張している時に咳払いをする。聞きたくない話になると体を遠ざける。話題を変える時に座り直す。相手の話が長いなと思うと時計をちらりと見る，など。ほとんどの場合，当人はこういった動作を意識していない。

　患者の身体言語表現を観察するゆとりがあると，患者の心理状態をかなり把握することができる。例えば腕組みは，こちらに対する防衛のメッセージである。患者が硬い表情で腕組みをしながらこちらの話を聞いている

場合，〈心を開いてもらうのはなかなかたいへんだぞ〉と覚悟しなければならない。

また医師が自身の身体言語をある程度自覚し，場合によってはそれを利用することで，面接の雰囲気をより効果的なものに変えることができる。身ぶり手ぶりのジェスチャーは，適切に用いられれば，医師の言語表現を補う効果がある。

6．ことばづかい，声の調子

ことばづかい，声の調子は，発せられることばに伴って伝わる，重要な「準言語的メッセージ」である。一般に，初対面の人に対して丁寧なことばづかいをすることは，日本人の社会習慣としてはごく普通のことである。医師と患者の関係は対等な人間関係であり，上下関係ではない。丁寧なことばづかいをすることは，〈私とあなたとは対等です〉というメタ・メッセージを伝えることになる。学生がいきなり患者にぞんざいな態度で臨むことはまずないと思われるが，現状では年長の医師の態度が反面教師になることがしばしば見受けられる。

医師と患者の付き合いが長くなり，互いにざっくばらんな表現や方言などを用いたフランクな会話をするようになることは，必ずしも悪いとは言えない。一般に，適切な交流が行われている時には，医師も患者も同じような雰囲気のことばづかいをしている。どちらか一方がぞんざいなことばづかいをして，もう一方がひどくへりくだった表現をしている場合，コミュニケーションとしてはうまく行っていない。

医学専門用語を使うと患者さんにはまず理解できないので，できる限り一般的なことばを用いる。医学生も上級生になると医学用語に慣れてくるので，つい知らず知らずのうちに医学用語を使ってしまう。〈あなたの内視鏡所見は慢性胃炎で萎縮が強いですね。分かりましたか？〉などというのは論外である。患者さんにとっては外国語を聞いているようなものである。しかし，例えば〈他に症状はありませんか？〉というような医学生に

とっては一般的なことばであっても，患者さんにとっては「しょうじょう」ということばは必ずしもぴんとこない。〈ほかに具合のわるいところはありませんか？〉の方がよい。「経過（けいか）」や「不快感（ふかいかん）」などということばもまず通じないであろう。〈その後どうなりましたか？〉，〈いやな感じはありませんか？〉と言うほうがよい。原則としては「漢語」をできるだけ使わず，「やまとことば」を使うように心がけるとよい。

　最近では，患者さんも勉強しているためか，「下腹部痛が続いています」などと医学用語を使う人もいる。しかし，その医学用語が正いイメージを伝えているかどうかは分からない。あえて〈おなかの下の方が痛むんですね。もう少し具体的に教えてくれませんか？〉と，こちらから一般用語の表現に戻して確認していくことを心がけるくらいでちょうどよいのではないかと思う。

　大きな声ではきはきと話すのがよいのか，落ちついた静かな声で話すのがよいのかという問題は簡単には言えない。誰でもそれぞれ持って生まれた個性がある。静かに話すのがその人のスタイルならば，無理に大きな声に変える必要はない。自分自身の持ち味をさらに洗練するように心がけるほうが実際的である。ただし，話し方が患者さんのペースとあまりにも解離している場合，良いコミュニケーションにはならない。ことばづかいと同じで，うまく行っているときには，互いの声の調子にも一種のハーモニーが生じてくるものである。時と場合に応じて，声の大きさや調子を患者さんに合わせて，自然に使い分けられるようになればベストである。

7．言語的追跡

　相手の話について行く態度。具体的には，医師のほうから唐突に話題を飛躍させたり，相手が十分に話していないうちに一方的にコメントしたりしないという態度で示される。言語的追跡は，次章で説明する「傾聴」の基本となる態度である。

病棟での医師と患者の会話を例にとって説明してみよう。

例1

〈おはようございます。具合はいかがですか〉
「先生。どうも調子良くないです。ご飯もあまり食べれないんです。だんだん体が弱って来るような気がします」
〈そんな弱気なことを言ってはいけませんよ。病は気からというでしょ。頑張ってたくさん食べないと，治るものも治りませんよ〉
「………」

言語的追跡をしていない一つの例である。これでは患者さんは何も続けて話すことができない。この場合，医師は「話を聴き続ける」ことをせずに，自分の意見をコメントしてしまっている。しかも，このコメントは「批判的なコメント」である。この中には〈そんなことを言ってはいけない〉というメッセージが含まれている。このようなコメントが「はげましている」つもりで使われることが，医療現場ではしばしば見られる。批判的なコメントは，話そうとする患者さんの勇気をくじいてしまう。

例2

〈おはようございます。具合はいかがですか〉
「先生。どうも調子良くないです。ご飯もあまり食べれないんです」
〈だいじょうぶですよ。一時的に食べられなくとも，点滴をしていますから，そうかんたんに体は弱りませんよ。もう少したつと食欲もでてきますから〉
「そうですか……」

さきほどの例に比べると，患者さんをなんとかはげまそうという気持ちがよく現れている。しかし，やはり患者さんの話はさえぎられてしまっている。この場合は「支持的なコメント」が用いられている。前の例に比べるとあたりは柔らかいが，やはりこのコメントの裏には「そんなことを言ってはいけない。不安を表現してはいけない」というメッセージが隠され

ている。せっかく思い切って不安を表現した患者さんにしてみれば，その気持ちが分かってもらえなかったという不満を残したまま，会話は途切れてしまうということになる。

　では，相手の話について行く態度（言語的追跡）を堅持すると，どのような展開になるだろうか。

例3

〈おはようございます。具合はいかがですか〉
「先生，どうも調子良くないです。ご飯もあまり食べられないんです」
〈そうですか。あまり食べられないんですね〉
「なんだか，だんだんこのまま体が弱っていってしまうんじゃないかと…」
〈だんだんと弱っていくような，そんな気がするんですね〉
「そうなんですよ。もう，このまま良くならないんじゃないかなんて思ったりするんですよね」
〈なるほど…〉
「そう考えると，いやーになりますね」
〈気持ちがすごく落ち込んでしまう…〉
「そうなんですよ」
〈(沈黙)……〉
「先生。じつは来月，娘の結納なんですよね」
〈ああ，そうなんですか〉
「一人娘なんでね。なんとかそれまでには，少しは良くなりたいと思います」
〈そうですね。それまでに良くなるといいですね〉
「はい。結局は気の持ちようかなぁとも思うんですよ。時々は気分のいい時もありますしね」
〈がんばってみようという気にもなると…〉
「そうなんです。もう少しがんばってみようと思います」

この例では，医師は患者が表現する不安や苦しさをさえぎることなく，くり返し，明確化，時には沈黙などの技法（これらについては後に詳しく触れる）を用いて，傾聴することに徹している。安易に慰めのことばをかけたりして，患者の気持ちを無理に明るくしようとすることは一切していない。患者の苦しい気持ちにどこまでもついて行こうとしている。患者の苦しみが底を打った時に，患者の心の中に前向きのイメージ（娘の結納）が自発的に浮かび上がり，会話は明るい雰囲気を取り戻す。もちろんいつもこのようにうまくいくとは限らない。しかし，医師が患者の苦しみにどこまでもついて行こうと覚悟を決めて傾聴を続ける時，それは患者にとっては苦しみを共に背負ってくれる者の存在を感じさせることになる。患者の心の中に救いが自発的に生じるためには，このような同行者の存在が極めて大きな役割を果たすのである。

> **まとめ　1-C　かかわり行動**
>
> ① 「かかわり行動」とは，患者さんが医療者によって「受容され，リラックスできる」という雰囲気を作り出すための態度や行動である。
> ② 患者さんの話にぴったりとつき従っていく態度を言語的追跡と呼び，傾聴における基本的な態度である。一言で言えば，患者さんの話をじゃましたり，そらしたりしないことである。

◎ 第2章 ◎

医療面接の技法

A. 面接への導入 ……………… 患者さんとの出会い

　医師と患者は，一部の例外を除いて，もともと互いに全く知らない他人同士である。この全く知らない同士が初めて出会って，そこで行われる最初のコミュニケーションが，病歴聴取と呼ばれる医療面接である。この出会いをうまく構造化するのが「導入」の技法である。ここからしばらくの間病歴聴取を例に，医療面接技法について説明して行くことにする。

1．導入の目的

　もともと知らない同士の二人が初めて出会う時，その場に必ずといってよいほど生ずるものがある。それは，不安と緊張である。患者さんは，自分自身の病気に対する不安に加えて，「この病院ではちゃんと診てもらえるだろうか？」，「嫌な医師に当たったらどうしようか？」，「自分の苦しさを理解してもらえるだろうか？」などという不安を感じ，緊張しながら医療機関を訪れる。この不安，緊張を患者が感じるのは当然であるが，実は同じことを医師も感じているのである。経験の浅い医師であれば当然のことであるが，ベテランの医師においてさえも，初めての患者さんと会うと

きには必ず不安，緊張が生じる。なぜならば，訪れてくる患者は一人一人異なっており，一人として同じ患者はいないからである。〈私にこの患者の治療がうまくできるだろうか？〉，〈手に負えない患者だったらどうしようか？〉などと，医師が不安を感じることは自然なことである。「医師は不安を感じるべきでない」という信念が強すぎると，自身の不安を意識化することが難しくなり，無意識のうちに自身の不安を解消しようとする有害な行動(多くは患者を「受け入れない」という形をとる)が生じやすくなる。

　医療面接の開始にあたって，最初に行われるべきことは，この患者，医師双方が感じている不安，緊張をできる限り取り除き，リラックスした雰囲気を作り出すことである。そのために，原則として導入には下記のような項目が含まれる。

① あいさつ
② 患者の名前の確認
③ 自己紹介
④ これから何が行われるかの説明

以下に少し詳しく説明する。

2．あいさつ

　〈はじめまして〉，〈お待たせしました〉，〈こんにちは〉，などが一般的である。状況に応じて，〈今日は暑いですね〉，〈どちらからいらっしゃいましたか〉というような，いわゆる世間話的な会話を加えてもかまわない。

3．名前の確認

　患者さんの名字だけでなくフルネームで呼ぶことが望ましい。

〈渡辺明治（ワタナベメイジ）さんですね？〉
「いいえ私はアキハルです」
〈ああ，それは失礼しました〉

このようなやりとりもしばしば生じる。フルネームで名前を呼ばれることにより，患者は「患者A」「患者B」といった無名の存在として扱われているのではないということを実感できる。そして，目の前の医師に「一人のかけがえのない存在として理解されている」，「受け入れられている」と感じることができる。もちろん，患者の取り違えなどの初歩的なミスを防止する効果もある。

4. 自己紹介

　見知らぬ同士が初めて出会うとき，お互いに自己紹介をしあうのは全く当たり前のことである。この当たり前のことが，医療現場ではしばしば行われてこなかった。患者は一方的に名前を呼ばれるが，医療従事者の方は名乗らない。診察室に名札がかかっているから分かるだろうという態度である。日本の社会慣習では，初対面同士の一方が名前を名乗らない場面というのはかなり特殊な状況である。

　例を挙げれば，警官が泥棒を「おいこら。お前何しているんだ。こっちへ来い」と誰何する場合，ゲームセンターでたむろする中学生を「おいお前たち，どこの学校だ？　今日は授業のある日だろう」と叱咤する生活指導の教師などである。いずれの場合も，そこに生ずる関係は一方が他方を一方的に叱責する上下関係であり，対等の関係ではない。医師が患者さんに丁寧に自己紹介をするという態度は，〈私(医師)とあなた(患者)の関係は，上下関係ではなく人間として対等の関係です〉というメッセージを準言語的に伝えていることになる。

　医学生が実習中に患者さんの面接をする時，〈学生の○○です〉と自己紹介をすることにためらいを感じることがある。それは，〈『学生』と名乗ると，患者さんが不安になるのではないか？　医師であるようなふりをしているほうが，不安を与えないのではないか〉という考えに基づいている。しかし，これは現実にそぐわない考えである。一般に，患者さんは医師に対して非常に気をつかっている。医師に対してはことばを選んで，機

嫌を損ねないように我慢している。もちろんこのような関係は好ましくないのであるが，一般の臨床現場における現実でもある。それゆえに，患者さんは目の前に正体不明（医師のようにも見えるし，そうでないようにも見える）の者がいると落ち着かない。もし医師だったらまずいと思って，学生にも医師と同じように気をつかうようになる。さんざん気をつかわされたあげくに，実は学生だったと分かると，我慢させられていたエネルギーが恨みに変わる。学生が患者実習に参加したときのトラブルの多くはこのようにして起こる。

　最初から〈私は学生です〉とはっきり自己紹介されれば，患者さんは必要以上に気をつかう必要はなくなり，リラックスできる。嫌なときには「イヤだ」とも言える。したがって学生との交流は，それほど患者さんにとってストレスにはならず，恨みもたまらない。逆に，気をつかう必要がないという気安さから，主治医には言えないようなざっくばらんな気持ちを患者さんが学生に話してくれることもしばしば起こるのである。

5．これから何が行われるかの説明

　今までに経験したことのない状況の中で，これから何をされるか分からないという状態は，どんな人間に対しても不安と緊張を強いる。自分が誰かと言うことを相手が知っており，相手が誰なのかがこちらに分かり，これから何をされるのか（あるいはされないのか）が分かると，誰でもかなりリラックスすることができる。病歴聴取の場合は，〈これからお話を聴かせていただきます〉といったごく短いことばですむことが多い。予診面接などでは，〈ここであらかじめお話を伺わせていただいたあと，○○番の診察室で教授があらためて診察いたします〉などと説明しておくと，患者さんの不安が減少する。

　導入の原則は必ずしも病歴聴取に限ったことではない。どのような医療行為（診察，検査，説明など）においても同じように導入を行い，その後医療行為に入るという習慣をつけておくことは，患者さんとの良好な関係を

作るのにたいへん役に立つ。

6. 医療面接への導入例

例1（外来初診）

〈渡辺さんお入り下さい。こんにちは。どうもおまたせいたしました。どうぞおかけ下さい（椅子を勧める）〉
「はい」
〈渡辺アキハルさんですね〉
「はい」
〈私は，診察を担当します斎藤と申します。宜しくお願いします〉
「こちらこそ宜しくお願いします」
〈最初に少しお話を聞かせていただいて，それから診察したいと思います。よろしいですか？〉
「はい」
〈今日はどういうことで病院にいらっしゃったのでしょうか？〉

例2（入院時）

〈こんにちは。渡辺アキハルさんですね。私は主治医の斎藤です。はじめまして〉
「よろしくお願いします」
〈今までの経過を少し詳しくお伺いしたいのですが，その前に，今現在は苦しくありませんか？〉
「いいえ大丈夫です」
〈それでは，今回入院されるに至ったいきさつについて話していただけますか？〉

> **まとめ 2-A 面接への導入**
>
> ① 導入の技法は，患者さんと医師の双方に生じる「出会いにおける不安と緊張」を和らげる目的で用いられる。なおこの「不安と緊張」が生じることは正常な現象である。
> ② 丁寧なあいさつ，自己紹介は，「医師と患者は平等です」という関係を即座に作り出す。
> ③ 学生が〈私は学生です〉とはっきり名乗ることは，あとでトラブルが生ずることを防止する効果がある。

B. 質問 ……………………………… 話を引き出す技法

　病歴聴取とは質問をすることだけだと思っている人が意外に多い。せっかく質問で話を引き出しても，それをきっちりと聴いていくこと(傾聴)ができなければ面接は成功しない．しかし，やはり質問は大切である。いかに適切な質問をするか？　これは病歴聴取を成功させるための重要なポイントである。患者さんの症状から考えられる鑑別診断を頭に浮かべつつ，適切な質問を次から次へとくり出す。こういうことが常にできるようになれば一人前の医師と言える。そのためには豊富な医学知識と経験が必要である。こんなふうに言われると，医療面接の初心者はいささか怖じ気づいてしまうかも知れない。しかし，だれでも初めは初心者である。うまく質問を使いこなすには，用いられる質問の性質と効果を理解しておく必要がある。質問には大きく分けて働きの違う2種類の質問がある。この2種類の質問の特徴を理解しうまく使いこなすことができれば，経験不足をかなり補うことができる。その二つの質問とは，開かれた質問(Open ended Questions または Open Questions)と，閉ざされた質問(Closed Questions)である。本項では，まずこの2種類の質問の特徴を理解することから始める。

1. 開かれた質問

最も代表的な質問の例：〈どうしましたか？〉

病歴聴取の最初は，ほとんどの場合これに類した質問で始められる。似たようなものとしては，〈どんなぐあいですか？〉，〈今日はどういうことで病院へこられたんですか？〉，〈どういうことでこちらへ入院されたんですか？〉といった質問が挙げられる。これらの質問の特徴は，患者さんの答の内容を限定せず，患者さんが自分にとって大切と思うことなら何でも，自分自身の表現で自由に答えることができるということにある。

こういう質問をすると，ある患者さんは「頭が痛いんです」と，ごく短く答えるかも知れない。また別の患者さんは「いやぁ，実は，2カ月ほど前から，少しからだがだるいなと思ってはいたんですが，まあたいしたことないだろう，ちょっと疲れがたまっているんだろうくらいに思って，軽く考えていたんですわ。ところが1カ月前の日曜日に子供をつれてスキーに行ったんですが，どうも帰りに汗をかいたままにしたのがいけなかったのか，そのあとからどうも…」というような調子で，延々と話し出すかもしれない。どのように答えるかが，形式，内容ともに完全に患者さんにまかされているのが，この質問の特徴である。

この質問をすると，たいていの場合は，患者さんが一番困っていること，一番訴えたいことが最初に出て来る。したがって，患者さんの主訴を確実に知ることができる。また，患者さんは，自分で話すことばを考え，選び，話を作り出さなければならない。このことは，患者さんに「自由に話させてもらっている」という満足感を与える。この満足感が，良好な医師患者関係の形成に促進的に働くことが期待できる。

問題点としては，この質問をした場合，患者さんの答えを限定できないので，場合によってはこちらがほしい情報を確実に手にいれることができない場合がある。また，患者さんによっては，話がまとまらず冗長になり，時間がもったいないと感じられることがあるかもしれない。しかし，これらの欠点は，後の項で述べられるような幾つかの面接技法を併用する

ことによりかなり解消できる。

「開かれた質問」には，前に掲げた〈どうしましたか？〉というように，全く答えを限定しないものだけではなく，もう少し話の範囲を限定するものがある。例えば，患者さんが「頭が痛い」と訴えた場合に〈どんな痛みですか？〉という質問がよく用いられる。この質問には〈頭痛ということについてだけ話してください。しかし，それについてでありさえすれば何を話してもいいんですよ〉というメッセージが含まれている。同じ場合に，〈どんな痛みなんですか，もう少し詳しく話してください〉とか，〈どういう痛みか，具体的に話してください〉というような質問もよく使われる。話を明確にしつつ話の内容をふくらませる，たいへん効果的な質問である。このような質問を「焦点をあてる質問」として別に分類する考え方もある。

ある程度話を聞いた後で，〈ほかには何かありませんか〉という質問もよく使われる「開かれた質問」である。また，〈今，一番困っていることは何ですか〉という質問もよく用いられる質問で，主訴を明確にする効果がある。

2. 閉ざされた質問

最も代表的な質問は〈食欲はありますか？〉というようなものである。

この質問の最大の特徴は，質問に対する答えの可能性が極めて限定されており，ほとんど「はい」「いいえ」でしか答えられないということである。また，〈それはいつから始まりましたか？〉というような質問の答えは「はい」「いいえ」ではないが，「3日前からです」というような，やはりごく短い限定されたことばでしか答えられない。これも「閉ざされた質問」の中に分類しておく。例えばおなかが痛いという患者さんに，〈食欲はありますか？〉，〈吐き気はありませんか？〉，〈下痢はしていないですか？〉，〈熱はでませんでしたか？〉，〈胸焼けはありませんか？〉，〈すっぱいものが上がって来ますか？〉というような質問を矢継ぎ早にする場合，

これらはすべて「閉ざされた質問」であり，患者さんは「はい」「いいえ」で答えていく展開になる。これらの質問がなされている時には，質問をしている医師の頭の中では，「この患者さんの症状は，単なる一過性の胃腸炎のようなものなのか，それとも消化性潰瘍である可能性はないのか，ストレスがらみの機能的症状ではないのか」というような「腹痛の鑑別診断」が目まぐるしく回転していることが想像できる。

「閉ざされた質問」が多用されている場合の面接の特徴は，以下のようなものである。

第1に面接のテンポが早くなる。なにしろ返ってくる返事がほとんど「はい」「いいえ」といった短いものであるから，医師の方は次から次へと適切な質問を考え出さなければならない。したがって，全体の流れはゆったりしたものではなく，なにかせきたてられているような感じになる。

第2に，患者の側からすると，質問されたことだけ答えればよいので，ある意味では楽である。しかし，逆の観点からは「言いたいことがあっても，質問されない限り話すチャンスがない」，「自由に話させてもらっていない」という不満足感につながる可能性も高い。

第3に，以上のような問題点があるにもかかわらず，こちらが欲しいと思う情報は確実に得られる。この能率の良さは，この質問のかけがえのないメリットである。

現実の医療現場では，病歴聴取のほとんどが「閉ざされた質問」のかたちでなされていることがしばしばある。この場合，面接の良し悪しは，医師が適確な鑑別診断を頭に浮かべて，いかに適切な質問を数多く発することができるかという点にかかってくる。これは，医師の経験，知識が多ければ多いほど有利であることを意味する。しかし，これは医師にとっても正直なところなかなかしんどい状況である。途中で質問が尽きてしまい立ち往生ということも，初心者のうちにはしばしば起こる。そこで，「開かれた質問」と「閉ざされた質問」の両者をうまく使いこなすことが，「面接の幅を広げる」ことにつながるということになる。

3. 質問の使い分け

　ここで，もう一度 2 種類の質問の特徴を整理してみると，以下のようになる。「開かれた質問」は，患者さんが一番困っていること，一番訴えたいこと，現在感じていることなどを自由に話してもらうための質問である。これは言い換えると「患者さんの枠組に沿った情報」を得るための質問であるということになる。物語の紡ぎ手は患者さんであり，医師はその物語をじゃましないように付き従って聴いて行くという態度をとることになる。これに対して「閉ざされた質問」は，「医師の枠組から見た情報」を得るための質問であると言える。鑑別診断などのストーリーは医師の頭の中にあり，そのストーリーを紡ぎあげるための不十分な部分を補完するために，患者さんに質問がなされるのである。イメージとしては，文章穴埋め問題，アンケート調査ということになる。

　ここまでの話から，この働きの全く異なった 2 種類の質問の特徴がだいたい理解できたと思う。「患者から見た枠組」，「医師から見た枠組」は，どちらも病歴というひとつの物語を紡ぎあげて行くために必要な縦糸と横糸であり，どちらか一方だけにかたよると良い病歴聴取にならない。したがって，これらの 2 種類の質問をうまく組み合わせて使いこなすことが，良い病歴聴取を行うためには不可欠であると言える。

　一般には，まず「開かれた質問」を用いてできるだけ患者さんの話を引き出しておき，あるていどストーリーが明らかになったところで，鑑別診断のために必要な情報を「閉ざされた質問」で補足するという戦略が効果的である。

　次に実例を示す。OQ は「開かれた質問」，CQ は「閉ざされた質問」を示す。病歴聴取の最初の質問は必ず OQ で始まる。

例 1

〈今日はどうされましたか？〉OQ
「頭が痛いので来ました」

第2の質問にどちらを使うかによって，話の流れが変わる。まず，CQ を使って見る。

〈いつから，痛いんですか？〉CQ
「3日前からです」
〈ひどい痛みなんですか？〉CQ
「はい」
〈一日中痛むんですか？〉CQ
「いいえ。そういうわけでもありません」
〈めまいはありませんか？〉CQ
「ありません」
〈吐き気はありませんか？〉CQ
「時々ありますが，吐いたことはないです」
〈痛む前に，光るものが見えたりすることはありませんか？〉CQ
「いいえ。ないですね」
〈朝と夜では，どちらがひどいですか？〉CQ
「えーと。夕方が一番ひどいですね」
〈肩凝りがしますか？〉CQ
「ええ。最近ひどくって。頭が痛いときは頭から肩までいっしょになって堅くなって凝るような感じがします」
　（うん。どうやらこの人はクモ膜下出血でもなく，片頭痛でもなく，筋緊張性頭痛のようだな）
〈ところで，その他にどこか具合の悪いところはありませんか？〉OQ

　どうやら，診断(当たっているかどうかはまだわからないが)にたどりつくことができた。この面接の雰囲気はかなり早いテンポのやり取りで，質問をするほうも答えるほうも緊張感がとれず，いかにも大変という感じがする。
　そこで第2の質問を OQ に変え，以下の質問にもできるだけ OQ を多用してみる。どう雰囲気が変わるだろうか。

例2

〈今日はどうされましたか？〉 OQ
「頭が痛いので来ました」
〈頭痛がするんですね。もう少し詳しく話してくれませんか〉 OQ
「3日前くらいから，夕方になると頭全体がひどく痛むんです。朝はたいしたことはないんですが」
〈具体的に言うと，どんな痛みなんでしょう？〉 OQ
「そうですねぇ。まるで肩から首から頭までが一枚の板のように堅くなって，しめつけられるような感じです。かなり前から肩凝りはひどいほうだったんですが，頭がこんなに痛くなったのは初めてです。ひどくなると，頭がぼーっとして何もする気がなくなります。最近仕事が忙しくてストレスもたまっているので，そのせいかなぁとも思ったりするんですがねぇ。つい最近，知人がクモ膜下出血で急に入院したりもしたもんですから，つい心配になりましてねぇ」
〈そうなんですか。もう少し確認させて下さい。頭が痛いときに吐き気がしますか〉 CQ
「ひどい時には少し吐き気がしますね。でも，もどしてしまうことはありませんね」

　この例では，開かれた質問を重ねることによって患者さんの話がかなりふくらみ，事実関係のみでなく，患者さんの気持ちや，何を心配しているかということについての情報も得ることができた。この後，鑑別診断の情報を補足するために前の例のような閉ざされた質問を用いれば，情報はより完全なものになる。

4．その他の質問

　質問の分類法は複数ある。ここでは，上記の「開かれた質問」と，「閉ざされた質問」以外に分類される質問を挙げておく。

a. 中立的な質問（neutral questions）

答が一つしかない質問である。例えば〈どこにお住まいですか？〉,〈お名前は？〉,〈ご職業は？〉といったものである。これらの質問は患者の心に動揺を起こさない。導入期に用いて，とりあえずの関係性を作るのに役立つ。答が短く限定されているという観点から，閉ざされた質問の一種であるとする考え方もある。

b. 選択肢型の質問（multiple-choice questions） MCQ

質問の中に選択肢をあらかじめ入れておき，選ばせる質問である。

例1

〈めまいがすると言うことですが，それはぐるぐる回る感じですか，それともふわふわと揺れる感じですか？〉

例2

〈おなかの痛みは，ご飯を食べる前と後とではどちらがひどいですか？〉

これらの質問は，答が限定されているという意味では「閉ざされた質問」の機能に近い。適切に用いられると，患者にとっては選択肢が与えられているので答えやすい。鑑別診断の情報を得るためには有効な質問である。ただし，当然のことではあるが，選択肢が的をはずれていれば会話はかみ合わなくなってしまう。「開かれた質問」に対してなかなかうまく答えられない患者に対して，それに引き続いての質問として用いられることが多い。

例3

〈どんな痛みなんでしょうか？〉 OQ
「そうですねぇ。えーと。何というか……」

〈例えばぐーっと来る痛みとか,きりきりっと来る痛みとか〉 MCQ
「どちらかと言えばぐーっと来ますね」

　このような用い方をする時の留意点は,「開かれた質問」に対して患者が答を考えている間はあわてて次の質問をしないことである。十分に待った後で,患者の言葉を助けるようなつもりで選択肢型の質問をすると効果的である。

c. 焦点をあてる質問 (focused questions)

　別項でのべる焦点づけ技法の際に用いられる質問である。例えば時間の流れに焦点をあてる場合,〈初めて具合が悪くなった時はどんな様子だったのですか?〉,〈2回目の入院の時は熱はありましたか?〉,〈退院してから今回の入院までの間はどう過ごしておられましたか?〉,〈今,現在は苦しくありませんか?〉といった質問によって,「その時,その時」に焦点を当てることができる。分類上は,「開かれた質問」など,他の質問にも分類されうる。詳しくは焦点づけの項 (→61頁) を参照のこと。

> **まとめ　2-B　質問**
>
> ① 開かれた質問は,答の形式,内容を限定せず,患者さんに自由に話してもらうための質問である。患者さんの枠組から見た情報が得られる。
> ② 閉ざされた質問は,医師の枠組にしたがって,必要な情報を確実に得るための質問である。原則として,「はい」「いいえ」か,ごく短い答が得られる。
> ③ 2種類の質問をうまく組み合わせて使いこなすことによって,医療面接の幅が広がる。

C. 傾聴 …………………………… 耳を傾けて聴くこと

「傾聴」とは単に聞く（聞き流す）ことではなく，話し手が自由に自分を表現することを促進するような，言語的，非言語的なメッセージを送りながら聴くことである。傾聴の最も基本になる態度は，「相手の話を決してさえぎらずに，常に肯定的関心を持って耳を傾け続ける」ということである。この背後には，話者に対して常にそばに居続けること，注意深い関心を向け続けること，自分の方から動くのではなく，あくまで話者が表現することを待ち，それについていこうとする態度がある。傾聴は単なる情報を得るための手段ではなく，その過程自体に心理療法的効果を含んでいる。傾聴は受容（受け入れられていること）を患者に実感させる最も効果的な態度である。傾聴されるという体験は，患者の持っている悩みや苦しみを解放，発散させ，共に歩んでくれる援助者の存在を実感させ，患者が自分自身で問題を解決し，自己治癒力を発揮させることに対する強力な援助となる。

本項では，傾聴技法について説明する。しかし，傾聴は単なる技法ではない。傾聴的な態度は，他者への肯定的な関心を基本に，その技能を磨き続けることによって獲得されるものである。

1. 沈黙 —— じゃましないこと

相手に関心を持ち続けていることを態度で示しながら，沈黙を守っていることは，相手の発言を促す効果がある。聞き手が未熟であると，多くの場合沈黙に耐え切れず，聞き手のほうからなにか話し出してしまうことによって，相手の話をさえぎってしまう。一般に，患者さんが自分で話すことばを探していると思われる沈黙のあいだは，こちらからは声をかけずじっと待っているのがよい。

沈黙を続ける患者さんに対して，こちらもことばを発することなく，安

定した態度でともに居続けることのできる技量は，医師の傾聴能力のバロメーターである。

2. うなずき，あいづち，うながし

〈うんうん〉，〈ほぉー〉，〈そうですか〉，〈なるほど〉といったうなずきや，あいづちが適切になされると患者は話しやすい。〈それで？〉，〈それからどうなりました？〉，〈続けて話してくれませんか？〉といったことばは「うながし（促進：encouragement）」の1例である。

傾聴技法のもっとも重要な機能のひとつは，新たな質問をせずに相手に話し続けてもらうための「うながし」である。医療面接の初心者は，何か質問をしなければならないという強迫観念に捕われていることが多く，質問をすることによってむしろ話の流れを妨害してしまう。相手が話し続けようとしている限り，質問をせずにうながしながら聴くことが大切である。これが，「話の流れをじゃましないで聴き続ける」という態度である。これは，訓練しないとなかなかできない。「うながし」をさらに有効にするためにどうしても修得しなければならない技法が，次項の「くり返し」と「明確化」である。

3. くり返し ── 山彦式応答法

相手のことばのうち大事なことば（多くは最後のほうのことば）を1, 2語そのままくり返すのが「くり返し：rephrasing, echoing」の技法である。

例1

> 「それで，近くのお医者さんですぐ診てもらったんです」
> 〈ああ，すぐに診てもらったんですね〉 くり返し
> 「そうです。それから，大きな病院へ行けと言われたんであわててこちらへ来たというわけです」
> 〈それでこちらへ来たんですね〉 くり返し

例2

「～というわけで，とても辛いんです」
〈うーん。とても辛いんですね〉 [くり返し]
「そうなんですよ，先生！」

　適切な「くり返し」を返すことは，訓練を受けていないとなかなか難しい。「くり返し」は，相手の言ったことをそのまま返すわけであるから，新しい情報の内容（コンテント）は何も付け加わらない。つまり，一見無意味なように聞こえる。ところが実際にはそうではなく，関係性の構築のために最も大切な，〈あなたのおっしゃっていることを私は理解できました〉というメッセージを伝えているのである。「分かった」ということを相手に伝えるために「分かりました」ということばを使うことは，予想されるほど効果的ではない。なぜならば，実際には理解していなくとも「分かった」と言うことはできるからである。実際に「分かりました」と言うことばは，話題を切り上げて終わりにしたい時，むしろ「分かりたくない時」にしばしば用いられる。「分かりました」というよりも，相手の言ったことをそのままくり返すほうが，「なるほど分かっている」ということはよく伝わる。

　あいづちの種類には限りがあるので，あいづちだけで聴いていると，受け答えが単調になってしまう。しかし，くり返しは相手のことばを用いるので，使うことばの種類は無限である。促進のための技法として，くり返しは非常に有力である。

　ただし，本当に相手の言っていることを理解していなくとも，機械的に相手のことばをくり返すことはできる。これを「オウム返し」という。機械的なくり返しは，話し手に不快感を与える。ただし，これはどの技法についても言えることであり，マニュアル化の陥穽は常に存在している。例2のように，患者が感情を表現した時，適切に「くり返し」の技法が用いられると，予想以上に効果的な共感表現となることが多い。

4. 明確化・言い換え —— 積極的傾聴

相手の話した内容を，違うことばで，または相手が表現したがっていると思われる内容を，より明確にした形で表現して返す技法である。より一般化して言えば，「あなたのおっしゃりたいことはこういうことなんですね」という返し方である。

例1

> 「痛くて痛くてたまらないのに，どこでもはっきりしたことを言ってくれないんです」
> 〈今度こそきちんと診てほしいというわけですね〉 明確化
> 「そうです。そのとおりです」

もし「明確化 (clarification)」が的を得ていると，「そうなんです」という感情のこもった返事が返ってくる。医師のことばが患者が言いたいことを的確に反映していないときには，「いいえ違います」という返事が戻って来るか，患者は少なくとも一瞬返事をためらい表情を曇らせる。明確化の技法は，相手がまだ正確には言語化していない内容を先取りして言語化するわけであるから，独善的な間違った理解になってしまう危険性を常に伴っている。これを防止するのは，相手を理解しようとする集中力と，相手の反応を読みとる敏感さである。

次の例は，腹痛のために学校へ行けないという主訴で訪れた無口な中学生である。

例2

> 〈何が一番困っているのかな？〉 OQ
> 「おなかが痛い」
> 〈ふーん，おなかが痛いの。どんなふうに痛いのかな？〉 くり返し, OQ
> 「いつも痛い」

〈そう，いつも痛いんだね。学校へは行っているの？〉 [くり返し], [CQ]
「………」
〈痛くて休んでしまうこともあるの？〉 [CQ]
「うん」
〈君，結局は学校へ行きたくないんだね〉 [明確化]
「………」

この明確化は明らかに的をはずしている。患者は目を伏せたまま，それ以上なにを聴かれてもなま返事をするばかりである。この例では，医師が患者の気持ちを読み間違えている。患者が自分から明確には表現していないので確かに難しいのではあるが，この場合の適切な明確化は下記のようなものであろう。

〈そう。君，学校へ行かなきゃならないのに，おなかが痛くなるので行けない。それで毎日とても辛いんだね〉 [明確化]
「うん！」（と深くうなずく）

この中学生は，ようやく自分の気持ちを分かってくれる人に出会ったと感じ，ぽつりぽつりとではあるが，自分の気持ちを話してくれるようになった。

このように，明確化の技法は適切に用いられると，強力な心理療法的効果を発揮する。積極的傾聴法，能動的な聴き方（active listening）とは，明確化や言い換えの技法を多用する聴き方のことである。

> **まとめ 2-C 傾聴**
>
> ① 傾聴とは，単に「聞く」ことではなく，肯定的な関心を態度で示しながら，熱心に耳を傾けて「聴く」ことである。
> ② 傾聴されるという体験は，患者さんの自己治癒力を発揮させる強力な援助となる。
> ③ 傾聴技法のもっとも重要な機能のひとつは，新たな質問をせずに相手に話し続けてもらうための「うながし」である。
> ④ 「積極的傾聴法」，「能動的な聴き方」とは，明確化や言い換えの技法を多用する聴き方のことである。

D. 支持と共感 ……………… 感情を受け止め言語化する

　病歴聴取では，多くの場合患者によって語られる事実経過を聞き取ることに焦点があてられがちである。このため，患者が表現する主観的な感情（苦しい，辛い，希望がない，不安である，ほっとしたなど）は軽視されるか，極端な場合には話すことを制止させられてしまうことさえある。しかしながら，良好な医師患者関係を進展させるためには，患者の感情に共感的な理解を示しながら聴くことが最も重要であり，かつ効果が大きい。患者の感情が表現された時は，それを無視することなく，聴き手の共感を表現する習慣を身に付けることが大切である。本項では，傾聴による共感の表現に加えて，いくつかの積極的な共感表現の技法を学ぶ。

1．傾聴技法による共感表現

　特別な技法を用いなくとも，今までに述べた，あいづち，くり返し，明確化などの技法を用いて共感を表現することができる。

> 「こんなに具合が悪いので，もうほとほといやになっているのです」
> 〈うーん，なるほど〉 [あいづち]
> 〈もうほとほといやになっているんですね〉 [くり返し]
> 〈もういやだ。いっそすべて終わりにしてしまいたい。そんな気持ちなんですね〉 [明確化]

2. 支持と共感の技法

　Cohen-Cole は，共感，感情の理解を伝える基本的な技法として以下の5つを挙げている。

a. 反映

　患者からみてとった感覚あるいは感情を，医師がことばにして述べることである。

> 〈お困りのようですね〉
> 〈なにかイライラしておられるように見えますが〉

b. 正当化

　患者の感情面での体験を承認し，妥当であると認めることを伝えることである。

> 〈それは誰がみてもつらい状況ですね〉
> 〈これだけひどい目にあったら，気分が滅入るのは当たり前だと思います〉

　正当化は，患者の意見に無制限に賛成するということではない。この区別は重要である。

> 「前にかかっていた医者はひどいやつだ。あいつは許せない」
> 〈確かにひどい医者ですね〉

これは共感ではなく，コメントである。正当化の技法を用いるとこうなる。

> 〈あなたはそれで怒っておられるのですね。なるほど〉

c. 個人的支援
医師として，また一人の個人として患者を支援したいという意志を伝えることである。

> 〈できるだけのことをしたいと思っています〉
> 〈私にしてほしいことを教えて下さい〉

d. 協力関係
患者は，医師と協力関係にあると感じたときに治療意欲が高まる。

> 〈この問題について，いっしょに考えていきましょう〉

e. 尊重
患者の問題への取り組みに敬意を払うことである。これは傾聴の態度によっても患者に伝わるのであるが，言語的にはっきりと伝えるとさらに効果的である。特に患者自身の問題解決への自助努力を評価し尊重することは，治療上たいへん有効である。

> 〈大変な症状を抱えながら，よくがんばってこられましたね〉
> 〈思い切って病院へ来られたのは，たいへんよかったと思います〉

3．支持と共感の違い

　支持と共感の違いについて少し説明する。支持（support）とは，苦しんでいる患者を少しでも楽な気持ちにさせてあげようとする働きかけである。しかし支持することが必ずしも共感的であるとは限らないし，支持的なコメントをすることによって，傾聴（ひたすら相手の話を聴き続ける）の態度から離れてしまうことさえある。安易な慰めや励ましは，むしろ共感の欠如を患者に感じさせるおそれがある。

　共感（compassion, empathy）は，患者の気持ちと一体化し，患者が苦しんでいるときはともに苦しみ，患者が喜ぶときはともに喜ぶといったことが，自然に内面に生じてくることである。したがって，少なくとも一時的には，患者の気持ちを楽にさせるどころか，さらに苦しい気分に追い込むこともある。しかし，共感が存在する時，この苦しみを体験する者は孤独ではない。この時，医師-患者，私-あなたという，自他の区別は融解し，自他未分化の一体感が生じる。この一体感こそ共感の本態である。

　支持は「医師」が「患者」を，「私」が「あなた」を支えるということであるから，自他の一体感は生じていない。そこにはあくまでも，支えるものと支えられるものという，主体と客体の分離がある。支持することは，かなりの程度意識的な努力によってなされるものであるが，共感は「起こってくるもの」であり，厳密に言えば意識的になされる技法ではない。

　適切な共感表現を妨げる要因はいくつかあるが，最大のものは，面接の場で感情を共有することに対する医師の側が感じる「怖さ」である。この「怖さ」から無意識的に逃げようとすると，ついつい話題を変えたり，患者の感情を無視したりする態度になってしまう。患者が感情を表現した場合，その感情をしっかりと受けとめ，逃げないことが最も大切である。そのためには，医師の内面にわき起こってくる，自身の感情に対する「気づき：self awareness」を大切にすることが望まれる。このことが，適切な共感表現を返すための第一歩である。神田橋は，技法としての共感につい

て,「共感とは自分の内側に生じてくる,『ジーンとした感じ』」である。この感じが自分の中に生じてきやすいように,聴きかたを工夫することが大切である」と述べている。

　Cohen-Coleの技法が意識的に用いられる時,それらは支持の技法と呼ばれるべきであり,共感の技法と呼ぶことは必ずしも正しくないように思われる。共感が生じるとき,それを伝える表現に必ずしも一定の形態はない。そのことば自身も,共感と一緒に「生じてくる」ものなのである。ただ第3者の目からみて,言語的にあえて分類するならば,「あいづち」であったり,「明確化」であったり,「感情の反映」や「正当化」であったりするということに過ぎないと著者は理解している。

> **まとめ　2-D　支持と共感**
>
> ① 患者さんがある感情を示した時,それを無視することなく,聴き手の支持と共感を表現する習慣を身につけることが大切である。
> ② 支持することは,かなりの程度意識的な努力によってなされるものであるが,共感は「起こってくるもの」であり,厳密に言えば意識的になされる技法ではない。
> ③ 医師の内面にわき起こってくる,自身の感情に対する「気づき」が,適切な共感表現を返すための第一歩である。

E. 要約と確認　………………………… 物語を共有する

　出会って(導入),問うて(質問),それを聴いていけば(傾聴),医療面接(病歴聴取)は進行する。しかし,それだけではまだ不十分である。病歴とは英語でhistoryと呼ぶが,これはもちろん歴史という意味である。また,historyの中にはstory(物語)ということばが隠されている。つまり病

歴とは，時間経過をもった患者さん自身の物語なのである。病歴はひとつのまとまった物語として語られて，はじめてしっくりするものなのである。事実の断片の寄せ集めではないのである。この物語(narrative)を共有するための有効な技法が「要約と確認」である。

1. 要約技法の実際

　質問，傾聴による病歴聴取が一つの区切りに来たとき，患者さんがそれまでに話した内容を簡単に要約し，医師の理解が正しいかどうかを患者さんに確認してもらう。そうすることにより，スムーズに次の話題に移って行くことができる。もし要約した内容に誤解があれば，それについて再度話してもらうことにより訂正ができる。要約と内容の確認，次の話題に関する質問は，多くの場合ワンセットとして用いられる。この方法をうまく用いると，能率的で正確な，メリハリの効いた病歴聴取に非常に役に立つ。患者さんの話が散漫，冗長になったり，同じ話の堂々巡りを始めたときでも，単に話をさえぎるのではなく，短い要約を挿入してから話題を変えるようにするとスムーズに話題を転換できる。通常，主訴，現病歴，既往歴，家族歴の各々において小要約を行い，病歴聴取の最後に最終要約と確認を行うとより確実である。要約のコツは，まとめる範囲が広くなればなるほど，簡潔に短く行うということである。

例1（ある程度患者の話を聞いた後で）

〈そうしますと，あなたの頭痛は3日前から始まって，朝起きたときが一番ひどく，頭のまわりをしめつけられるような，そんな痛みなんですね〉[要約]
「そのとおりです」
〈それでは頭痛のほかに，なにか問題があったら聴かせてください〉[OQ]
「そういえば，おなかの調子も良くありません」
〈どんな具合なんでしょうか？　もうすこし詳しく話して下さい〉[OQ]

例2（現病歴を一通り聴いたので，既往歴の聴取に移る場合）

> 〈いままでのお話をまとめさせて下さい。もし間違いがあったら教えてくださいね〉
> 「はい」
> 〈今回病院へこられた目的としては，頭が痛いということと，おなかの調子も良くない，この二つについてはきちんと調べてほしい。それに腰も痛いが，これは昔からあるのでたいしたことはないだろうと自分では思っておられる。だいたいこんな所ですか？〉 [要約]
> 「そうです」
> 〈ほかに言い残していることはありませんか？〉 [確認のためのCQ]
> 「そうですね。ないと思います」
> 〈それでは次に，あなたの以前の病気のことについて聞かせて下さい。いままでに入院したり手術を受けたりした経験はありませんか？〉
> [CQ]

「ほかに言い残していることはありませんか？」という質問は，患者が言い残したことを拾い上げるのに有効な確認の質問である。要約とセットにして用いると効果的である。

2. 要約技法の効果

a. 聴きとる能力を養う

　要約技法は，訓練されていないとなかなか使いこなせない。患者さんの述べたことを真剣に聴いて，頭の中に書き付けるほどに理解していない限り，正確な要約を返すことはできない。したがって，ある程度聴いたところで要約を返す習慣をつけるということは，患者さんの話を真剣に聴く習慣を自分自身にいやでも要求することになる。つまり，要約技法を実行することを自分に常に義務づけておけば，病歴聴取をするたびにそれが自分自身の訓練になり，面接能力の向上に直接貢献するのである。

b. 理解を共有する

　医師にとって，患者さんが話した内容を正確に理解することが重要なことはいうまでもない。しかし，医師が誤解していないかどうかということは，患者さんにとってはさらに切実な問題である。通常の場合，患者さんが，自分の話がどのくらい正確に医師に理解されているかを確かめる手段はない。ところが，「要約」はまさにその機会を患者さんに提供することになる。医師の要約の内容が，患者自身の伝えたかったことにぴったりであった場合，患者さんは分かってもらえたという安心感と大きな喜びを感じる。この安心感は，医師に対する信頼感につながって行く。自分のこころのうちを正確に聴きとって，それをことばにして返してくれる医師，このような医師を患者さんは切望しているのである。「要約」という言語化をしなければ，このような機会は永遠に失われてしまい，患者さんは「医師に誤解されているのではないか」という不安を，多かれ少なかれ持ち続けることになるだろう。

c. 要約内容の訂正

　それでは，要約をしてみたのはよいが，それが不正確であった場合はどうなるのであろうか。その場合，医師は患者さんの信頼を失ってしまうのではないだろうか。医師の側のこの不安が，要約をすることをためらわせる要因となる。特に医師が患者さんの話を「十分に聴けていない」と感じているとき，要約をせず，代わりに「分かりました」という表現でごまかしたくなる。「分かりました」という表現は，本当に分かっているという証拠にはならない。自分の理解を要約としてあえて言語化し，患者さんの前に正直にさらして点検してもらうことが誠実な態度である。

　もし，要約をした結果，患者さんから「それは違います」と言われたらどうすればよいのであろうか。その時は率直に〈それは申し訳ありませんでした。もう一度そこのところを確認させて下さい〉と言えばよい。そしてもう一度丁寧に聴きなおした上で，正しい理解をもう一度伝えるという

作業を丁寧に行うことが大切である。

　このような作業が誠実かつ丁寧に行われた場合，それによって医師に対する信頼が損なわれることはないと断言できる。患者にとって一番怖いことは，自分の伝えたいことが医師によって誤解されたままになり，しかもそれが訂正される機会を与えられないことである。誤った理解に基づいて診断や治療方針が決定されるのであるから，患者にとってそれは恐怖である。しかも，一般に患者は医師に対して「先生は私のことを理解していないのではないですか？」とは言いにくいのである。医師に対して反論したり批判したりすると，医師の機嫌を損ねるのではないか，と患者は常に気を使っているものである。

　〈今までおっしゃったことをまとめさせて下さい。もし違っている点があれば教えて下さい〉という要約の前置きは，患者さんにこの「言いにくいことを言わせる」チャンスを与える。この後が大切である。「先生，そこちょっと違うんですが。○○病院へ行ったあと，すぐにこちらへ来たのではなくて，その前に△△病院でも一度診てもらいました」などと，患者さんが要約の不備を指摘する。間違っても〈さっき，あなたはそう言わなかった〉などと言ってはならない。そのような時，医師が〈これは申し訳ありませんでした。もう一度確認させて下さい〉と誠実に対応することが大切である。このような対応を受けると，患者さんはこう感じるはずである。「この医師は，私が自分の考えを率直に告げても不機嫌にならない。それどころか，自分の間違いを率直に認め，こちらの話の内容を正確に理解しようと努力してくれる。こういう医師とならば，将来意見の食い違いや誤解が生じても，ざっくばらんにそのことを話し合うことができるだろう」。こうして，目の前の医師に対する患者の信頼感は，低下するどころかむしろ高められるのである。

d. 医療は医師と患者の共同作業であるという実感

　このように，要約と確認，あるいは再確認の作業を丁寧に行うと，医療

面接は医師が患者から一方的に情報を聴取するという行為ではなく，医師と患者が共同して一つの物語(病歴)を紡ぎあげていく作業であるという雰囲気が出てくる。この雰囲気は，患者さんに，「私は，医療における単なる受け身の客体ではなく，主体的な参加者である」という充実感を与えるものである。この結果，患者の自助努力，医療への自主的な参加意欲が著しく高められる。このように，患者さんの語る物語を最大限に尊重する姿勢の医療は，近年 narrative based medicine と呼ばれ，注目されている。

> **まとめ 2-E 要約と確認**
>
> ① 病歴とは，時間経過をもった患者さん自身の物語であり，「要約と確認」はこの物語を医師と患者が共有するための有効な技法である。
> ② 要約技法の実践は，医師の聴きとりの能力を養う。
> ③ 要約内容の確認と訂正の作業を誠実に行うことにより，医師に対する患者さんの信頼感は高められる。

F. 焦点づけ …………… 話題にスポットライトを当てる

　焦点づけとは，患者さんの話す内容の流れを，医師の望むように方向づけるための聴きかたである。患者の抱えている問題が多数ある場合や，患者自身の問題が整理されていないときなどは，医師の方で話題の流れをある程度コントロールしてやらないと話が散漫，冗長になりやすい。その場合，問題点を手際よく整理して，ひとつずつ順番に話してもらうようにすることによって，医師にとっても患者にとっても問題を明確にすることができる。また一つの問題を多方向から焦点をあてる態度は，患者を全人的に把握する態度を養うことに役立つ。

1. 焦点づけ技法のイメージ

　焦点づけ技法とは以下のようなものである。まず最初に患者さんに自由に話してもらい，話のアウトラインをできるだけ早くつかむ。そして，いくつの要素がその中に含まれているかを把握する。以下のような場面をイメージしてみてほしい。あなたは，ある会場にいて，そこにはあなたに話を聴いてもらいたがっている複数の人がいる。一人がひとつずつしゃべりたい内容を持っているらしい。あなたがすべきことは，しゃべりたい人が何人いるか（つまり聴くべき要素がいくつあるか）を手早く把握することである。その人達が一斉に話し出すと，騒がしくて何を言っているのか分からなくなる。そこで会場の照明をいったん消して暗くする。そして，おもむろにスポットライトを点灯し，会場にいる人の一人だけにスポットライトを当てて，ライトの当たっている人にだけ話してもらう。その人が話し終わったら，スポットライトを移動させて，次の人に話してもらう。このようにして順番にスポットライトを当てるやりかたが，「焦点づけ」である。ただし，会場に何人の人がいるのかを常に意識して，ライトの当て忘れがないように注意することが必要である。

2. 焦点づけ技法の実際

　焦点づけは，具体的には次のように用いることができる。

a. 時間に焦点をあてる

　長い病歴を有している患者さんの場合，時間の経過ごとに区切って焦点をあてると，病歴の流れが明確になる。

〈初めて具合が悪くなった時の様子を説明して下さい〉
〈2回目の入院の時はどんな具合でしたか？〉
〈退院してから，今回の入院までの間はどう過ごしておられましたか？〉
〈今，現在の状態はどうですか。具体的に話してください〉

b. 多数ある問題の一つ一つに，順番に焦点をあてる

〈あなたの今の問題を整理すると，頭が痛いということと，おなかの調子が良くないということ，そのために続けるのが難しいというお仕事の問題。それと家族の理解がないということ。このくらいに整理できるようですね。それでは最初に頭の痛みについてもう少し具体的に説明してくれませんか？〉
〈それでは次にお腹の具合について教えてください〉
〈そんなに具合が悪くては，お仕事にも差し支えがあるでしょうね。そのへんについて，もう少し教えてください〉
〈ご家族の理解がないのも辛いですね。そのあたりはどんな状況なのですか？〉

c. ある問題について，いろいろの観点から焦点をあてる

大きく分けると「患者自身の気持ち（不安，心配，希望など）」「患者の症状」「症状以外の問題」「他者（患者の家族，職場の人，前にかかった医師など）との関係」「医師と患者の関係」などに焦点をあてることができる。

例 いろいろな症状を訴えて来院した患者さんに，主として開かれた質問 OQ を用いて焦点をあてる。

1) 患者自身の気持ちに焦点をあてる

〈今までのお話では，あなたは色々と具合が悪いようですが，自分ではお体の状態についてどう感じていますか？〉
〈今，何が一番不安ですか？〉
〈こうしてもらえたらいいなぁという希望はありませんか？〉

2) 患者の症状に焦点をあてる

〈最初に体がだるいという問題からもう少し詳しく伺いましょう。具体的にいうとどんな感じなんですか？〉

3) 症状以外の問題に焦点をあてる

〈具合が悪くなったきっかけとしてなにか思い当たりませんか？〉
〈何でもいいですから，他に気になっていることや，困っていることがあれば教えてください〉

4) 他者に焦点をあてる

〈ご家族の方はどう感じておられるんでしょうか？〉
〈職場の方とのあいだで困っていることはありませんか？〉

5) 医師と患者との関係に焦点をあてる

〈私の説明が，あなたには今ひとつすっきりとは納得できないように思えるのですが，よかったらそのへんのことをざっくばらんに話してもらえませんか？〉

　焦点づけ技法は，次頁で述べる面接で聞き出すべき情報との関連が深い。焦点のあて方に習熟することによって効率よく情報を得ることができる。

> **まとめ　2-F　焦点づけ**
>
> ① 焦点づけとは，患者さんの話す内容の流れを，医師の望むように方向づけるための聴きかたである。
> ② 焦点づけの技法によって，時間経過，複数ある症状，患者

さんの気持ち，患者以外の人，患者と医師の関係など，多面的な観点から話題を引き出すことができる。
③ 一つの問題について多方向から焦点をあてる態度は，患者さんを全人的に把握する態度を養う。

G. 面接で聞き出すべきこと
……………… どんな情報を得ればよいのか

　医療面接（病歴聴取）の二つの主要な目的は，① 情報を聴取すること，② 良好な医師患者関係を作り出すこと，である。ここまでの技法の解説は，主として ② に焦点をあてて来た。その理由の一つは，現在までの医学教育において「面接とは情報を取ること」という先入観があまりにも強く，② が軽視されてきたという事実に対する補完のためである。しかし，言うまでもないことであるが，医療面接において「情報を聴取する」ことと「良い関係を作る」ということは，決して別々の事柄ではない。必要十分な情報を聞き出し，それを正確に理解し，さらに明確化や要約により言語化することによって患者さんと理解を共有する作業を通じて，医師患者間の信頼関係が構築されていくのである。そこで，本項では，主訴・現病歴を例にとり，聴き出すべき必要な情報についてまとめておくことにしたい。さらに，注意しないと聴き落としがちな，いくつかの重要な情報項目についても触れる。

1．主訴に関する情報

〈今日はどうされました？〉 OQ
「お腹が痛いんです」

この腹痛を例にとって，聴き出すべき情報としてはどのようなものがあるか，また，その引き出し方を以下に整理する。基本的には「焦点づけ」の技法を応用しているということになる。

a. いつから・どのような経過で？

〈それはいつからですか？〉という質問が一般的であるが，この質問から始めると閉ざされた質問 CQ による一問一答形式の流れになりやすい。〈いつ頃から始まって，その後どうなったのか，くわしく教えて下さい〉というような，開かれた質問を最初に使う方が，患者から得られる情報量が多い。以下，できるだけ開かれた質問 OQ を用いて情報を引き出す例を掲げる。もし，患者さんがうまく表現できない場合には，選択肢型の質問 MCQ を追加すると良い。

b. どこが？（部位）

〈どのへんが痛むんですか？〉 OQ
〈痛いのは，みぞおちのあたりですか，それとももっと下の方ですか？〉 MCQ

c. どんなふうに？（性状）

〈どんな痛みなんでしょうか？ できるだけ具体的に教えて下さい〉 OQ
〈きりきりする痛みですか？ それともぐーっと差し込むような痛みですか？〉 MCQ

d. どの位の時間？（持続）

〈一度痛くなるとどのくらい続きますか？〉 OQ
〈どのくらい我慢するとおさまりますか？〉 OQ

e. どの程度？（症状の強さ）

〈どの程度の痛みですか？〉 OQ
〈我慢できないほどの痛みですか？〉 CQ

f. どういう時に？

〈どういう時に痛みますか？〉 OQ
〈おなかの空いたときと食べた後でどちらが痛いですか？〉 MCQ

g. 影響する因子は？

〈これをすると具合が悪くなるようなことは何かありますか？〉 OQ

h. 随伴症状は？

〈痛むときに，他に具合の悪いことはないですか？〉 OQ
〈痛むときに吐き気がありますか？〉 CQ
〈下痢をするようなことはないですか？〉 CQ

2．聞き落としやすい大切な情報

　主訴以外に，面接の際に聴き出すべき情報のうち大切なものを列挙する。この場合も基本的には焦点づけの技法の応用である。ここで挙げる項目は，患者さんとのこれからの治療関係において役に立つ大切な情報であるが，注意しないと聴かないまま終わってしまいやすいものである。

a. 他院への受診，服薬状況

〈今回の痛みでどこかお医者さんにかかっていたら教えてください〉 OQ
〈何か飲んでいる薬はありませんか？〉 CQ

b. 心配・解釈モデル

> 〈一番不安なことは何ですか？〉 OQ
> 〈今の状態について，ご自分ではどう思っておられますか〉 OQ

　患者さん自身の気持ちや心配に焦点をあてて聴くことはたいへん重要である。客観的な事実についての情報のみを聴取しようとしていると，聴かないままに終わってしまいやすい。患者さんは自分の状態について，自分なりの仮説・説明のパターンを持っているものである。これを聴き出すことによって，患者さんと何でも話し合える関係を作ることに役立つし，今後の方針を相談するためにも役立つ。もし患者さんが，医学常識からはあきらかに誤った解釈モデルを示したとしても，頭から否定してはいけない。まず，傾聴の技法，特に明確化や確認を用いて十分に患者自身の物語を引き出し，どうしても医師のコメントが必要な場合は最後にコメントをするのがよい。その場合，別項に述べる積極技法(→77頁参照)を効果的に用いる必要がある。

> 〈今回のおなかの痛みについては，ご自分ではどう思っておられますか？〉 OQ
> 「少し時間のたったものを食べたので，そのせいじゃないかと思っていたんですがね……」
> 〈はぁ。なるほど。傷んだ物を食べたせいかなと…〉 言い換え
> 「ええ。まあそう思ってたんですが，ただこの年になると，もしや悪い病気の始まりじゃないかなんて，気にもなりましてね」
> 〈悪い病気じゃないかということも，気になるんですね〉 明確化
> 「ええ，そうなんです。ちょっと心配しすぎかもしれませんが…」
> 〈心配になるのも無理はないと思います〉 正当化

c. 希望

> 〈何か希望があれば教えて下さい〉 OQ

〈どんなふうになったらいいなと思いますか？〉 OQ

　患者さんにとって，自分の希望を聴いてもらえるということは，たいへんうれしいことであるし，尊重されているという感じがするものである。同時に，患者さん自身が考えている問題解決の可能性について話してもらうことは，医師にとってもたいへん役立つ。患者さんが何らかのアイデアを呈示した場合，できるだけ患者の自己治療的努力を評価し，促進を心がけることが望ましい。

〈とりあえず今日のところはどうしてほしいですか？〉 OQ
「仕事を休めない状況なので，何とか痛みが治まる薬がほしいです」
〈なるほど，とりあえず痛みをなんとかしたいというわけですね〉 明確化
「ええ，そのとおりです。少し時間に余裕ができて，その頃までに治らないようでしたら，検査を受けたいと思います」
〈そうですか。ちょっと確認しますと，とりあえずお薬をお出しておいて，もし具合がよくならない場合，必ず受診していただくということでよろしいですね〉 要約, 確認

d. 患者プロフィル

〈お仕事について話してもらえますか？〉 OQ
〈ご家族は何人で住んでおられますか〉 CQ
〈普段はどんな生活をしていますか？〉 OQ
〈お酒は飲みますか？ 煙草は吸いますか？〉 CQ

　患者の心理，社会的な情報を知る上で，プロフィルを聴くことは重要である。初診でまだ打ち解けていない時期に，どういうタイミングで，どの程度個人的なことを聴いてよいかという問題はいちがいにはいえない。ひ

とつの目安として，患者さんに自由に話してもらっている途中で，心理・社会的な内容について自分から少し触れてきたような場合，すかさずそこから話をふくらますような形で聴いていくのが一番安全である。これを「患者さんが入場券をくれる」と表現する。

> 〈どんな時におなかが特に痛むんでしょうか？〉 OQ
> 「いやぁ，特に決まった時にというわけではないんですが，やっぱりちょっと仕事で無理した時なんかでしょうかね」
> 〈なるほど，仕事で無理した時ですか。差し支えなかったら，お仕事のことについて，もう少し具体的に聴かせてもらっていいですか？〉 くり返し ， OQ

　少し余談になるが，著者は，プロフィルを聴く時に，趣味や熱中していることなど，患者さんが面白いと感じていることについて尋ねることが多い。患者さんは病気で医療機関を訪れているわけだから，原因を探すための質問ばかりしていると，暗い，辛い話がどうしても多くなる。患者さんにとって楽しい話というのは話題がはずむし，その中に患者さん自身の自己治療的な方策のアイデアが含まれていることが多い。楽しいことに焦点を合わせ，こちらも興味を示し，いっしょに楽しみながら話を聴いていくという作業は，良好な関係を構築することに思いのほか役に立つ。

> 〈最近，何か楽しいことはないですか？〉
> 「え？楽しいことですか？そうですね。たまに釣りに行くことくらいですかね。そういえば釣りをしているときは，いやなことや，体調が悪いことを忘れます。だから，むしゃくしゃする時は釣りにでかけるようにしています」
> 〈それは結構ですね。気分転換を上手にされていますね〉 尊重

> **まとめ 2-G 面接で聞き出すべきこと**
>
> ① 必要な情報を的確に聞き出し，患者さんと理解を共有することは良好な医師患者関係の構築にも貢献する。
> ② 焦点づけ技法を有効に活用することによって，漏れなく情報を得ることができる。
> ③ 患者さんの感じている不安の内容，希望，解釈モデルに焦点を当てて聴くことは特に重要である。
> ④ 患者さんの「楽しみ」を話題にすることは，良好な関係を構築することに役に立つ。

H. 終結　　医療面接の終え方

　医療面接の目標をごく単純に表現するならば，患者さんが初めて部屋に入って来たときよりも，部屋から出ていく時のほうが少しほっとして表情が和らいでいるような状況を作り出す，ということになるだろう。面接の終結には，やはりそれなりのやり方がある。一種の終了の儀式である。面接は終了しても，「関係」は継続することを忘れないようにしたい。

1. 病歴の最終要約
　いままでに述べられたことの一番大切なポイントだけを要約し言語化する。

> 〈今回病院へ来られた一番の目的は，○○ということでよろしいですね〉

2. 確認および再確認
　他に言い残していることがないかどうか尋ねる。

> 〈何か言い残していることはありませんか？〉
> 〈何でもよいのですが，つけ加えておきたいことはありませんか？〉

　面接の最後の最後に，今までに話されなかった大切なことが出てくるということは，決して珍しくない。かなりうまく話を引き出して来たつもりでも，やはり話の流れとか，患者さんのためらいなどで，話題が最後まで隠されることはよくある。そのような話が最後に出てきても，誰も悪かったわけではない。もう一度気を引き締めてしっかりと話を聴き直すよう心がければよい。再確認の質問をして，少し間をおいて患者さんが十分考えるゆとりを与えた上で，患者さんが「いいえ，ありません」とはっきり答えた場合は，80点以上の面接ができたと考えてよいだろう。

3．質問するチャンスを与える

> 〈何か質問はありませんか〉

　要所要所で患者さんに質問のチャンスを与えることは，患者さんを尊重しているという態度を示していることになる。ただし，初回面接で答に窮するような質問が飛び出した場合どうするかという問題は結構難しい。これについては別項（→87頁参照）で考察する。

4．次に何が行われるかの説明

> 〈これから診察をします。ベッドに横になってください〉
> 〈これから採血をします。診察室を出て廊下をまっすぐ行ったところに採血室がありますので，そちらへ行ってください。その後会計に寄って，処方箋をもらい，今日はお帰りください〉

5. 関係を強化するメッセージ

　医師と患者の関係は，面接の間は医師が患者のそばにいるという事実により強化されている。しかし，医師と別れた瞬間から，この関係は次第に薄まって行く。特に不安感の強い患者さんの場合，次回の来院（あるいは面接）までのあいだに不安が増強する可能性がある。そこで，今回の面接によって構築された医師患者関係を，次回までのあいだできるだけ患者さんの心の中に保ち続けてもらうためのメッセージが必要とされる。

> 〈この次また具合を聞かせてくださいね〉
> 〈困ったことがあったら，予約外でもいいですから外来においでください〉
> 〈急に具合が悪くなったら，いつでもお電話してください〉

　やや余談になるが，〈いつでも連絡してください〉というメッセージは，時に危険なことがある。不安感が極端に強く，依存的な難しい患者さん（difficult patient）の場合，頻回の電話攻勢につながることもあり得る。しかし，大多数の患者さんにおいては，〈いつでも連絡していいんですよ〉というメッセージは，患者さんの不安感を減少させるので，不安のために実際に電話をかけるという行為は減少するのが普通である。

6. 終結宣言

> 〈ではこれで終わります。ありがとうございました〉
> 〈ごくろうさまでした。お大事に〉

> **まとめ 2-H 終結**
> ① 面接の開始時より，終了時のほうが患者さんの表情が和らいでいれば，面接は成功しているといえる。
> ② 言い残しや質問を，面接の終了間際に拾い上げることができるように，患者さんに発言のチャンスを与える。
> ③ 今回構築された医師患者関係のイメージを，面接終了後も患者さんの心の中に保ち続けてもらえるよう工夫をする。

I. 病歴聴取の実際の流れ
………………… ここまでの技法をどうまとめるか

　ここまで解説された技法は，患者さんの話を引き出し，感情を受けとめ，内容を確認するという，「基本的な傾聴の連鎖」に属する技法である。病歴聴取はこれらの技法の組み合わせからなり，これらの技法を使いこなせれば，医学生が外来や病棟で患者さんに接するためにはほぼ十分であると思われる。くり返しになるが，医師患者関係の基本は医師と患者という二人の異なったパーソナリティーの間の交流であるから，ある一つの固定的な方法が常に効果的な医療面接を約束するというわけにはいかない。常に患者を十分綿密に観察し，傾聴しながら，柔軟に動いていくことが必要である。しかし多くの効果的な病歴聴取においては，次頁の図2のような流れをとると思われる（図2）。
　標準的な，あまり複雑ではない臨床経過の患者さんの場合，このような面接を一通り行うのに必要な時間は，既往歴・家族歴を含めても10分から15分くらいである。適切に医療面接技法が用いられている面接では，話がどうどうめぐりしたりすることが少ない分能率がよい。「時間がないので患者さんの話を聴くことができない」という感覚は，多くの場合，き

図2 病歴聴取の流れ

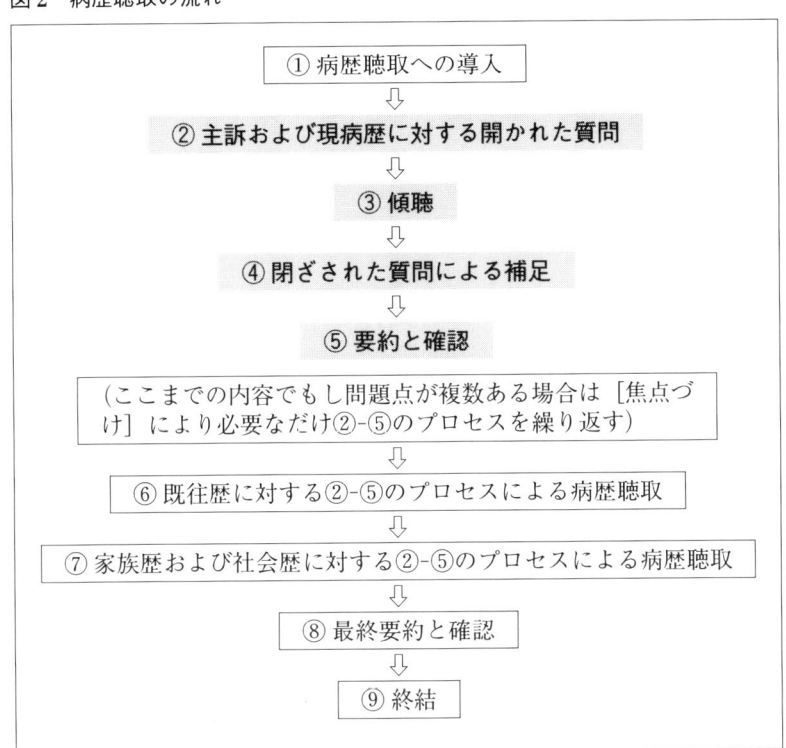

```
①病歴聴取への導入
    ⇩
②主訴および現病歴に対する開かれた質問
    ⇩
③傾聴
    ⇩
④閉ざされた質問による補足
    ⇩
⑤要約と確認
(ここまでの内容でもし問題点が複数ある場合は［焦点づ
け］により必要なだけ②-⑤のプロセスを繰り返す)
    ⇩
⑥既往歴に対する②-⑤のプロセスによる病歴聴取
    ⇩
⑦家族歴および社会歴に対する②-⑤のプロセスによる病歴聴取
    ⇩
⑧最終要約と確認
    ⇩
⑨終結
```

ちんとした面接技法を身につけていない医師の先入観か言い訳であるといえる。

◎ 第3章 ◎
積極技法と面接技法の応用

A. 積極技法 ……… 医師から患者さんへの働きかけ

　第2章まで述べてきた医療面接技法は，あくまでも患者さんの話をどう引き出すか，そして患者さんが述べること，表現することをどう受けとめ聴いていくか，というものであった。これらの技法の機能は，カウンセリングの基本とほとんど異なることはない。しかし，医療現場においては，患者さんに対する説明，教育，動機づけなど，医療従事者の積極的な働きかけが要請されることも事実である。本項で述べる積極技法は，医師の考え，意見などのメッセージを患者さんに伝えるための技法である。医療面接技法の階層構造の項(→20頁参照)で述べたように，積極技法は，あくまでも受容する態度，傾聴する技法の基盤があってはじめて有効性を発揮する。積極技法は医師からのメッセージを一方的に伝えるための技法ではなく，患者さんとの対話を引き出すための技法であると考えておくと間違いがない。本書の性格上，積極技法についてはごく簡略に述べるにとどめる。

1. 指示

〈○○をして下さい〉

　ダイレクトに，患者さんに何らかの行動をとるように伝えることである。診察中や処置・検査の際にも「指示」を与えることは多い。〈シャツを脱いで，ベッドに横になって下さい〉，〈大きく深呼吸をして下さい〉などである。

　指示をあたえる時に重要なことは，指示の内容は具体的で分かりやすいものでなければいけないということである。例えば〈できるだけ身体に良いものを食べて下さい〉という指示は，指示としての役を果たしていない。どのようなものをどのくらい食べたらよいのか，具体的に告げないと効果は少ない。

　指示の技法は患者に対する強制力がかなり強いので，患者にも疑問の提出や，反論の機会が与えられるべきである。指示に対して患者がけげんな表情をしたり，不満がありそうな場合は，患者の気持ちを引き出し，傾聴する必要がある。

〈今日，これからすぐに入院して下さい〉 [指示]
「………」
〈納得がいかないように見えますね。よければそのへんのお気持ちを聞かせて下さい〉 [感情の反映], [OQ]
「先生，一度家に帰って準備をして，明日からというわけにはいかないんですか」
〈入院のためには準備が必要だというわけですね〉 [明確化]
「そうなんです」
〈なるほど。しかし，私はあなたに一刻も早く入院してほしいのです。その理由をもう一度説明いたしますね〉 [あいづち], [自己開示]

2. 説明

〈○○というのは△△ということです〉

　説明とは，患者さんにとって理解できていない概念を，より分かりやすい表現を与えることによって理解してもらうという行為である。例にそっていえば，○○よりも△△の方が，患者にとってより分かりやすく，親しみやすい表現でなければならない。また，説明のあとには，患者さんが理解できているかどうかの確認が必要である。

> 〈あなたの内視鏡検査の結果は腺腫という診断でした。腺腫というのは悪いものと良いもののちょうど中間くらいのできものです。すぐに手術する必要はありませんが，できれば内視鏡で焼いてとってしまうほうが安全でしょう〉 説明
> 「はあ，そうなんですか」
> 〈何か質問がありますか〉 OQ
> 「それってほおっておいたらどのくらいで悪いものに変わるんですか？」

3. 情報提供

〈○○によればこうなっています〉

　患者が自分の病気に対する理解を深めるため，あるいは何らかの決断をするために必要な情報を提供することである。この場合，できるだけ情報の根拠を明らかにすることが公正な態度である。

> 〈この病院でいままでにまとめた成績によれば，あなたの手術の成功率は95％くらいです〉

4. 論理的帰結

〈○○のようにすればこうなり，△△のようにすればああなるでしょう〉

　患者の治療方針などに複数の選択肢がある時，患者と相談しながら方針を決定していく時によく用いられる技法である。インフォームドコンセントの際にもよく用いられる。できる限り具体的に情報を呈示し，患者が自己決定することを助ける。ただし，患者を突き放して一人で決めさせるのではなく，一緒に考えていくという態度が重要である。

> 〈あなたの胆石に対する治療法としては，開腹手術を受ける，腹腔鏡を使って胆嚢を取る，このまま6カ月に一度経過観察をする，という3つの可能性が考えられます。手術は一番安全で確実ですが，入院期間が3週間かかります。腹腔鏡ですと入院は1週間以内ですみますが，もし胆嚢の癒着が強ければ開腹手術に切り替える必要が起こります。経過観察の場合は，もし痛みが急に起こると緊急手術になり，その時の危険性は今処置を受けるより少し高くなります。どれが一番よいと思いますか？〉

5. 自己開示（私メッセージ）

〈私はこう思います。私はこう感じています〉

　医師の感じていること，考えていることを患者に告げることである。この場合大切なことは，〈あなたはこうすべきだ〉とか，〈それはまちがっている〉という言い方ではなく，〈私はこうしたほうがよいと感じています〉，〈私だったらそうはしたくないですね〉と，あくまでも「私」という主語を明確に使うということである。これを「私メッセージ」と呼ぶ。

　この技法の背景には〈私とあなたとは対等な人間です〉，〈私がこう感じているのを表現しているのと同様に，あなたはあなたが感じていることを表現する権利があります〉という，相手を尊重するメタ・メッセージが流れている。自己開示は，相手に与えるインパクトが大きい技法であるが，

上記の態度が貫かれている限り，相手を傷つけることは少ない。それに対して「あなたメッセージ」はどうしても評価的・批判的なニュアンスを相手に感じさせやすい。一般に日本人は「自分の考え」をはっきり表明することが苦手である。それは，自分の考えを表明することによって，相手を傷つけるのではないかと恐れるためである。「私メッセージ」は，このジレンマを打開しうる有力な技法である。

> 「手術を受けようか，どうしようかと迷っているのですが」
> 〈そうですね。現在症状がなくとも，将来の危険のことを考えると，今思い切って手術を受けてすっきりするというのも一つの方法だと私は思いますね〉 自己開示

会話中に医師の考えをダイレクトに尋ねられた時には，「あなたメッセージ」ではなく，「私メッセージ」で答えるのが無難である。両者の比較を例に示す。

例　（あなたメッセージ）

> 「体調もだいぶ良くなったので，仕事にもどろうかとも思うのですが，まだ少し自信がありません。先生はどう思われますか？」
> 〈そんな弱気ではいけませんね。思い切ってチャレンジするべきです〉
> 「でも，無理をしてまた具合が悪くなったら困ります」
> 〈不安があるのなら，やめておけばいいんじゃないですか〉
> 「でも，いつまでもこのままというわけにもいきませんし…」
> 〈あなたは，優柔不断ですね〉 あなたメッセージ , コメント
> 「………」

例　（私メッセージ）

> 「体調もだいぶ良くなったので，仕事にもどろうかとも思うのですが，まだ少し自信がありません。先生はどう思われますか？」

〈思い切ってチャレンジするのもよし，慎重に少しずつ前進するのもよし，どちらも一理あると私は思います〉 [私メッセージ]，[自己開示]
「そうですね。特にあせる必要はないですね。よく考えてみます」
〈私も，それでいいと思います〉 [私メッセージ]，[自己開示]

時には，医師が自分自身を分裂させて，二つの矛盾した「私メッセージ」を意識的に用いる場合もある。

例 （摂食障害の患者に対して）

〈個人としての私は，あなたが1グラムでも体重を増やしたくないという気持ちはよく理解できます。しかし，医師としての私は，ほんの少しでもあなたの体重が増えたほうが，とてもうれしく感じるんですよ〉 [私メッセージ]，[自己開示]

6．積極的要約

〈私が今まで言ったことをまとめるとこういうことです〉

医師が患者に説明したり，情報提供したり，自己開示したりした内容を，もう一度まとめて患者に示すことである。患者が述べたことをまとめてくり返す，要約技法（第2章56頁参照）と対をなしている。積極的要約は患者に伝えたいことを強調する，かなり強いインパクトを与える技法である。

〈今日ご説明した内容をもういちどまとめさせて下さい。簡単に言えば，診察や検査の結果から判断してあなたの病状は一刻をあらそうので，このまま入院していただきたいということになります〉

7. 対決

〈あなたの態度(おっしゃること)はここが矛盾しています。あなた自身はその点をどう思いますか？〉

医師は，時には患者とまっこうから対決しなければならないことがある。例えば，治療してほしいと言いながら，守るべき生活指導を無視し続ける患者の場合などである。どうしても言わなければならないことは，毅然として言うべきである。しかし，その場合，かっとなって我を忘れて対決することはできるだけ避けたい。患者の言動と行動の矛盾などに焦点をあてて，ある種の冷静さを保ちつつ，問題点に正面からいどむことが一つのコツである。

対決の後で，患者が本音を話し出すことが多いので，その場合ただちに冷静な傾聴の態度に戻る柔軟性が必要とされる。

> 〈あなたは入院はいやだから生活指導は守るとおっしゃっていたのに，私には全く守れていないように見えます。この事実についてどう思いますか〉
> 「先生，私だってぎりぎりの努力をしているんです！　でも一生食事療法を続けなければいけないと思うと，ときどきどうにでもなれと思ってしまうんです」
> 〈なるほど，自分でも努力はしているけれど，何もかもいやになってしまう，いまそんなお気持ちなんですね〉 明確化
> 「そうなんですよ」
> 〈その辺のお気持ちをもう少し詳しく話してくれませんか？〉 OQ

対決は，重大な問題を抱えた患者さんとの長い経過の中では，一度くらいは生じることがむしろ普通のように思われる。対決をきっかけに，それ以前よりも親しい，ざっくばらんな医師患者関係に発展するということもしばしば経験される（→19頁，コンテクストの破綻と再構築の項参照）。対決は治療関係の勝負どころで生じることが多い。いったん対決すると決

めたら，惜しむことなく心のエネルギーをつぎ込む覚悟が必要である．しかし，治療関係の中で頻繁に対決が生じるような時は，患者さんの精神的な病理が重いか，医師の態度・方針にどこか問題がある可能性も十分に考慮する必要があるだろう．

> **まとめ　3-A　積極技法**
>
> ① 積極技法は医師からのメッセージを一方的に伝えるための技法ではなく，患者さんとの対話を引き出すための技法である．
> ② 自己開示(私メッセージ)は，患者さんを傷つけずに，医師から伝えたいことをはっきり伝える有力な技法である．
> ③ 対決の後では，患者さんが本音を話し出すことが多いので，その場合ただちに冷静な傾聴の態度に戻る柔軟性が必要である．

B. こんなときにはどう対応するか

　本項では，医療面接中に生じてくるいくつかの問題に対する対策について述べる．くり返しになるが，医療面接とはマニュアル的な対応ですべてうまくいくような底の浅いものではない．相手により，その時のコンテクストにより，刻々と変化するのが面接の流れというものである．したがって，本項で述べる対策も，あくまでも一つのヒントに過ぎない．

1. 患者さんが話してくれない

　明らかに問題を持っているにもかかわらず，ほとんど詳しいことを話してくれないタイプの患者さんは比較的多い．こういう患者さんは，あまり質問したり，自分の意見や気持ちを表明したりしないので「扱いやすい模

範患者」と評価されていることもしばしばある。しかし，このタイプの患者さんは一般にリラックスしておらず，心理的な防衛が強く，医師に心を開いていないともいえるので，真の意味での信頼関係を作ることはなかなか難しい。

　このような患者さんに対しては，まず「面接への導入」において十分リラックスさせるように心がける。このためには，医師が適切なかかわり行動や，非言語的メッセージを用いることが重要である。実際の面接の中では「開かれた質問」を多用し，できるだけ自由に話をさせるようにする。質問の後は十分時間をとり，患者さんが自分でことばを選ぶ余裕があるように配慮する。沈黙を怖がる必要はない。しかし，それでもあまりしゃべってくれないことが多いので，「開かれた質問」をさらに重ねて「話をふくらませる」ことを試みる。ぼそりとでも話してくれたことに対して，「くり返し」や「明確化」の傾聴技法を用いて受けとめ，次の発言を促進する。そうしているうちに，次第に重い口が開きはじめるということが多い。

〈今日はどういうことで来られたんですか？〉
「… だるい …」
〈だるいんですか。もう少し具体的に教えてもらえます？〉 OQ
「何もしたくない。…朝起きれないし…」
〈何もする気がおこらない …朝も起きにくいんですね？〉 くり返し
「そう。…ご飯もおいしくないし…。仕事にも行かないので，家族も心配して…」
〈元気がでないし，食欲もない，仕事もいけないのでご家族が心配してここに連れてきた…〉 くり返し ， 言い換え
「そう。ほんとは来たくなかったけど。なまけてるような気がして。でも自分でもこれじゃあだめだなと思って…」
〈自分でもなまけてるような後ろめたさがあるんですね。でも一方では何とかしなくちゃという気もある。だからこうして病院へ来られたん

ですね〉 [明確化]
「そうなんです。なんとかこの状態からぬけださなくちゃって思うんです。もう1カ月もこんな状況が続いているんです」

2. 患者さんの話が止まらない

　医療面接の初心者がもっともてこずるのが，このタイプの患者さんである。たくさん話をしてくれるのはよいが，話にまとまりがなく，時にはどうどうめぐりをしたりして，結局何を言いたいのかがさっぱり分からない。聞いているほうも混乱していらいらしてくるので，落ちついて傾聴することが難しくなる。すると患者にもその雰囲気が伝わり，患者としても話が伝わっていないことが分かるので，ますます話がしつこくなるという悪循環に陥る。そこでこのような場合，腹を決めて徹底的に傾聴に徹するというのが一つの対策である。しばらくしゃべりたいだけしゃべって満足すると，患者さんが自分のほうから話をまとめ出すということはしばしば経験される。

　もう少し積極的に効率的な病歴聴取を行うための技法を用いるとすれば，「要約」と「焦点づけ」の技法が極めて有効である。

例（患者さんの話が延々と脱線し続けて，ほんの少し間が空いたときに）

〈今までのお話には大切なことがたくさんあったように思いますので，ちょっと整理させて下さい。以前から心臓が悪いと言われていたけれど，最近までは自分ではなんともなかったわけですね。それで，今回は検診で精密検査を受けるように言われて心配になり，この大学の○○さんとたまたまお知り合いだったので，紹介されてここへ来たというわけですね〉 [要約]
「はい，そうです。○○さんとは，私の妻の叔母が昔からの知り合いなものですから」
〈なるほど，○○さんも心配して下さってこちらを紹介してくれたわけ

ですね〉 明確化
「はい。〇〇さんも昔心臓を患ったことがあると聞いてます」
〈そうですか。すみませんが，〇〇さんのことではなく，あなた自身の
　ことを先にお聞きしたいのです。あなたが一番最初に心臓が悪いと言
　われた時のことを具体的に話していただけますか。そのときはどんな
　具合だったのでしょうか？〉 焦点をあてる質問

　このような誘導法は，患者の話したいというエネルギーを川の流れに例えると，その流れを正面からせき止めようとするのではなく（そんなことをしても押し流されてしまう），話が横にそれないように側面を堤防で固めて，流れを適切な方向に誘導するというイメージである。

3. どきりとする質問をされた

　病歴聴取とは，基本的にはこちらからはコメントしないで，患者さんの話を聴くことである。しかし，面接の途中で患者さんから質問されることはときどき起こる。それに対して説明したりコメントしたりするための技法としては，前項で述べた積極技法がある。しかし，実際の病歴聴取の途中で，突然，あるいは〈何か言い残していることは？〉と話を引き出そうとしたときに，重大な質問が飛んで来ることがある。初回面接でまだ関係が構築されていない時には，どのように答えてよいものかと迷ってしまう。ましてや，その質問が，例えば「先生，私の病気は治るでしょうか？」といった重大で微妙なものであったらどうするか？　これについて一律に答えるのは難しい。

　ここでは，比較的安全な技法の例を示しておきたいと思う。それは，質問されたらすぐに答えようとするのではなく，まず一度傾聴の技法で相手の感情を受けとめるということである。

〈何かご質問がありますか？〉 OQ

> 「先生，私の病気は治るんでしょうか？」
> 〈それが，あなたが一番気になっているところですね〉 [明確化]
> 「そうなんです。前の先生ははぐらかすばかりではっきりしたことを言ってくれませんでした。そうすると益々不安になるばかりなんです」
> 〈はっきり言ってもらえないとかえって不安になると…〉 [くり返し]
> 「はい。でも，治ると信じたいんです」
> 〈治るといいですね。私もそう思います〉 [自己開示]
> 「………」
> 〈いっしょにがんばりましょう〉 [協力関係]
> 「はい。ありがとうございます」

　状況にもよるが，上記のような場合，治るとも治らないともすぐには言えない。そこで最も適切な対応は，患者の気持ちに焦点をあてて傾聴し，支持・共感のことばをかけることになるだろう。

> 〈何か言い残していることはないですか？〉 [OQ]
> 「先生いつ退院できますか？」

　ここで〈それはまだ分かりません〉とすぐ答えてしまいがちになるが，そうせずにあえて傾聴の技法を使ってみる。

> 〈退院の時期が気になるんですね〉 [明確化]
> 「そうです。もう半年も入院していますし，家にいる家族のことも心配です」
> 〈ご家族のことも心配なんですね〉 [くり返し]
> 「まあ，夫と娘でそれなりにやっているようですが」
> 〈そうですか。でもあなたとしては気になるんですよね〉 [明確化]
> 「そうなんです。正確でなくともいいから，ある程度の予定は立てたいと思っています」

〈そうですね。ある程度の見通しを知りたいと思われるのは当然だと思います〉 正当化
「はい」
〈指導医と相談してからお答えしたいので，明日またお話するということでいいですか？〉 CQ
「はい，よろしくお願いします」

　質問されたら必ずすぐに答えなければならない，という先入観から自由になることは大切である。しかし，当然のことながら，即答して差し支えない場合は答えてよい。「トイレはどこですか？」という質問に，〈トイレがどこにあるか知りたいんですね〉などとくり返す必要はない。〈そこの角を曲がって右手です〉と答えればよいのである。

> **まとめ　3-B　こんなときにはどう対応するか**
>
> ① あまり話してくれない患者さんには，「開かれた質問」を多用し，「話をふくらませ」，「くり返し」や「明確化」により次の発言を促進することを試みる。
> ② 話しすぎる患者さんには，徹底的に傾聴に徹してみるか，あるいは，「要約」，「焦点づけ」の技法で話を誘導することを試みる。
> ③ すぐには答えられない質問をされた場合，患者さんの気持ちに焦点をあてた傾聴技法で対処するのが一つの有力な方法である。
> ④ 医療面接には万能薬はない。困った時には結局は集中力と創意工夫で対処することになる。

C. 癒しの機能としての医療面接

　これまで，良好な医師患者関係は医療行為を効果的，効率的に遂行するために必須であり，医療面接の最も大きな目的は良好な医師患者関係を構築することにあるとくり返し述べてきた。しかし，良好な医師患者関係を構築することが，患者にとってなぜ直接的に益があるのかという点については必ずしも明確ではない。本項では，「患者さんの病（やまい）を癒す」という医療の本質にかかわることがらにおいて，医療面接はどのような役割を担うのか，という点について考察してみたい。

1．疾患と病い

　良好な医師患者関係は，医療行為をスムーズに進めるだけでなく，治療効果にも影響する可能性がある。患者が有する不安や心配などの心理的問題に適切にアプローチすることが，病後の回復を早めたり術後疼痛を軽減することは経験的には良く知られている。

　Aldrich や Novack は，disease（疾患）と illness（病い）の概念を明確にすることで，このことを理解しやすくしてくれている。disease とは医学的検査などにより客観的に測定されうる器官の構造異常や機能異常である。これに対して，illness とは患者が自覚する不都合であり，主観的な苦しみ（suffering）の感情である。我々が「病気」として扱うものの中には illness を伴わない disease（高血圧や早期癌など）もあれば，disease を伴わない illness（心気症など）もあることが分かる。しかし，多くの場合，患者は illness の感情を伴って disease を患っているのである。この illness は disease の重症度のみならず，患者の抱える心理・社会的問題に大きな影響を受ける。

　disease を治療する（curing disease）戦略において，今日の医学はめざましい発展を遂げ，日々進歩し続けている。しかし，自身の苦しみ（illness）

を癒してもらいたい多くの患者に対しても，diseaseに対するのと全く同様のアプローチだけが行われたとしたら，患者は果たして自分のillnessが癒されたと感じるだろうか。適切な医療面接は，的確にdiseaseの情報を得ると同時にillnessを癒しうるもの(healing illness)でなければならない。

2．心身相関的な悪循環

ここでは，過敏性腸症候群（IBS：irritable bowel syndrome）という病態を例にとって話を進めてみよう。IBSとは，
1) 便通異常（下痢や便秘）を伴う腹痛を訴える病態であり，
2) 症状は少なくとも3カ月以上持続または反復し，
3) 消化器諸臓器に検査上器質的（すなわち目で見えるような）異常が証明できない，

という診断基準を満たす病態である。IBSは極めてありふれた病態であり，慢性の腹痛を訴えて病院を訪れる患者の少なくとも半分はIBSであると言われている。現在のところ，IBSは腸管の機能異常（働き具合の問題）による病態であると考えられている。

ところで，上記のような腹部症状に悩まされている人は，調査によれば全人口の20％にものぼるといわれている。このような膨大な数の，いわゆる「おなかの弱い人」がすべて病院を訪れるわけではない。実際に病院を受診するのは，その十分の一にも満たないとされている。この治療を求めて病院へやってくるIBSをpatient-IBSとよび，病院に来ないで日常生活をそれなりに送っている人をnon-patient IBSと呼ぶ。non-patient IBSとpatient-IBSでは何が異なっているのだろうか。調査によれば，「症状により日常生活がどの程度妨げられているか」が違うのである。つまり，同じような身体症状（便通異常と痛み）があっても，それによって生ずる「苦しみ」の程度が強い人が，患者として病院を訪れることになると考えられる。

ここでキーワードとなるのは，不快な気分(negative emotion)である。

図3 心身相関的な悪循環の仮説

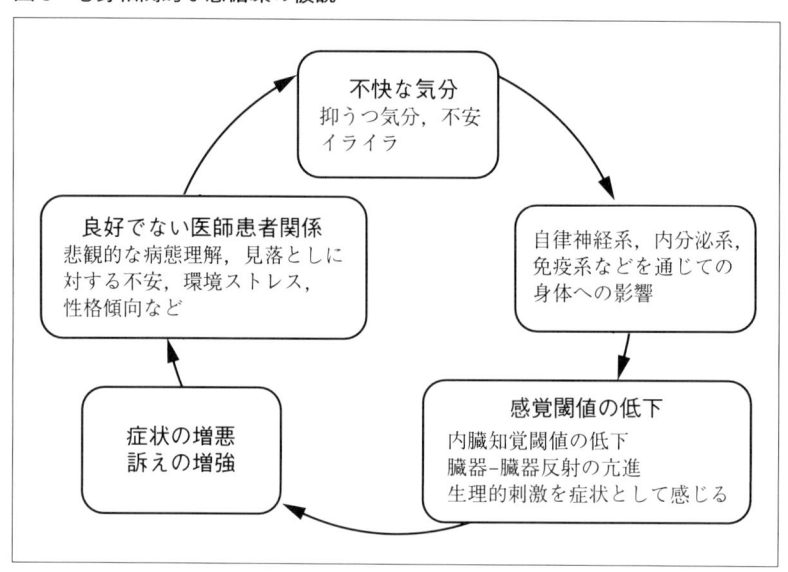

```
         不快な気分
         抑うつ気分, 不安
         イライラ
   ↗                      ↘
良好でない医師患者関係         自律神経系, 内分泌系,
悲観的な病態理解, 見落としに    免疫系などを通じての
対する不安, 環境ストレス,       身体への影響
性格傾向など
   ↑                      ↓
症状の増悪              感覚閾値の低下
訴えの増強              内臓知覚閾値の低下
                        臓器-臓器反射の亢進
                        生理的刺激を症状として感じる
   ←←←←←←←←←←←←←
```

不快な気分とは，抑うつ気分(落ち込み)，不安，怒り，イライラなどの総称である。一般に身体の調子が悪い時，このような不快な気分も同時に起こってくることはむしろ当然である。ところが，このような不快な気分は，神経系や内分泌系，免疫系などの複雑な身体的ネットワークに影響を与え，消化管の機能異常を増強させると同時に，身体の感覚閾値を低下させる。すなわち身体を過敏状態へとシフトさせる。その結果，痛みなどの症状が増強し，1の症状が2にも3にも感じられる状況となる。ところが，身体症状の増強はさらに不快な気分を増強させるので，ここに心身相関的な悪循環が生じ，患者の苦痛(身体的な苦痛と精神的な苦痛の両者の総和)は増強し遷延化することになる。この心身相関的な悪循環を図示すると(図3)のようになる。病院を訪れる多くのIBSの患者さんは，このような悪循環に陥っていると考えられる。患者さんは決して幻の症状を訴えているのではないのである。こんな時，患者さんに〈体の具合が悪いと気

が滅入りますよね。気が滅入ると益々体の調子が悪くなる。そんな状況ではないですか？〉と尋ねると「そうです。そのとおり！」という答が帰ってくる確率が高い。

3．システム論的な視点

　Bertalanffyにより提唱されたシステム論的なパースペクティブによれば，すべての事象は原因-結果の単純な直線的因果関係から成り立っているのではなく，多数の要素が互いに関連しあい，フィードバックしあいながら主として円環構造を形成するシステムから成り立っている。システムには多数のレベルがあり，それらは互いに浸透しあっている。例えば，ある病を持った患者を巡るさまざまな状況を理解する場合，分子レベル，細胞レベル，組織レベル，臓器レベル，心身相関レベル，医師患者関係レベル，社会レベル，生態レベルなどの多層的なシステムが存在している。後半のレベルにおいては，医師自身もシステムの内部の一要素として取り込まれていることに注意が必要である。

　システム論的な観点から病態を見る場合，個々の要素そのものよりも，各要素間の関係を重視する。特に，複数の要素が互いに悪循環（vicious cycle）を形成していないかどうかに細心の注意を払う。あるシステムレベルに病態を増悪，固定させる悪循環を認める場合，その悪循環のサーキットを切断するか，少なくとも後押しすることをやめることにより，生体は本来の持つホメオスターシス（自然治癒力）の働きにより，それなりの自然な状態へと復帰することが期待される。このような観点からは，有効な治療法は一つであるとは限らない。したがって，一番アプローチしやすいレベルのシステムに介入することが実際的であるということになる。

4．悪循環の促進要因

　以上のような観点から，IBSの病態をもう一度振り返ってみよう。多くの「こじれた」IBS患者さんにおいては，患者の心身相関レベルに悪循環

が存在する。この時，良好でない医師患者関係は，この悪循環の後押しをすることになる。そこで，医師患者関係レベルに焦点を合わせて，悪循環の解消を試みるという戦略をたてることが可能である。良好な医師患者関係の形成は，患者の不快な気分を軽減させる極めて有効なアプローチである。反対に医師患者関係がうまく行っていない場合，患者は医師に会う度に不快な気分を刺激されるので，心身相関的な悪循環を後押ししてしまうことになる。

以上のことをふまえた上で，医師患者関係において，悪循環を増強させる要因を列記してみよう。

1）突き放し

IBSなどの機能性病態の患者は，検査で器質的な疾患が証明できないので，医師は，〈あなたは本当の病気ではない〉，〈異常がないのだからどうしようもない〉という態度をとりがちである。これは，患者からしてみると，「患者として受容されていない」ということになり，不満，怒り，抑うつ気分が増強する。

2）症状の過小評価

腹痛などの「痛み」は，患者自身にしか分からない主観的な苦しみである。それに対して，〈そんなに痛むはずはありません〉，〈たんなる気のせいです〉といった対応をされると，患者としては「痛い」うえに「分ってもらえない」という二重に辛い思いをすることになる。症状の過小評価とは，要するに医療者側の想像力と共感の不足である。

3）悲観的な予後の説明

IBSは本質的に生命的予後良好な病態なのであるが，時に，「なかなか治らない」「ほっておくとだんだんひどくなる」というような説明をされることがある。このような説明は患者の不安を増強させる。

4）見落としに対する不安

IBSなどの機能的な病態の鑑別診断としては，大腸癌などの悪性疾患が重要である。例え検査が異常なしでも症状が持続すれば，「もしかすると

悪い病気では」という患者の不安は持続する。〈検査してみないと分かりません〉というような対応も，不安を掻き立てる。

5）厳しすぎる生活指導

IBSの患者に対して，食事や日常生活の制限が行われることが多いが，特に根拠もないのに，〈あれもダメ，これもダメ〉と過剰な制限をされると，患者のQOLは低下する。また，制限にもかかわらず症状が軽減しないと，患者の不安はさらに増強する。また，〈あなたの不摂生のせいで症状が良くならないのだ〉などと言われると，患者は益々落ち込むことになる。

6）実行不可能なアドバイス

症状が良くならないと，医療者側もついつい苦し紛れに色々なアドバイスをしたくなる。〈気にしてはいけません〉，〈もっとリラックスしなさい〉などが代表的なものである。

〈気にしてはいけません〉というアドバイスが，なぜ実行不可能であるのかということについて説明する。人間の意識は「気にする，すなわち注意を集中する」ということはできるが，直接努力することによって「気にしないようにする」ということはできない。「気になる」という現象は自発的に起こってくる現象であって，意志の力でどうにかなるものではない。「気にしないようにする」という努力はむしろ緊張感を高め，ますます「気になってしまう」状況を作り出す。まじめな人ほど「気にしないように」というアドバイスを生真面目に受け取り，実行しようと努力する。しかし，結果的にはうまくいかないために，「気にしてはいけないということは分かっているのにできない。私はなんてだめな人間なんだ」などと，益々不快な気分に落ち込んでしまう。

これに似た状況は，不眠症の場合にも起こる。不眠症の人は，ほとんど例外なく「眠ろうとする努力」をしている。しかし，このような努力は頭をより冴えた状態に追い込むので，ますます眠れなくなってしまう。このような努力に疲れはてて，「眠ろうとする努力」を放棄した時に眠りが訪

れるというパラドックスがしばしば観察される。〈眠れないとたいへんなことになるよ〉というアドバイスも，〈眠れなくとも気にするな〉というアドバイスも，悪循環の解消には無効である。最も有効な対応は，アドバイスをせずに，患者の訴えを共感的に忍耐強く傾聴することである。

1)〜6)のような対応は，診療上の盲点になりやすい。少なくとも自分自身の診療態度そのものが患者を悪循環に陥れている可能性がないかどうか，時々振り返ってみる必要がある。これをやめるだけで，患者の病状が好転する場合がしばしばある。

5. 悪循環からの離脱

心身相関的な悪循環からの離脱に有効なアプローチとしては，以下のようなものがある。

① 適切な医療面接
② 丁寧な身体的診察
③ 必要最小限の検査
④ 適切な病状説明
⑤ 治療目標の設定を症状のコントロールにおく
⑥ 悪循環からの離脱の契機としての薬物投与

これらはすべて，医療において必要とされるもっとも基本的な態度である。特別なことは何も含まれていない。この中でも，医療面接を丁寧に行うことは，上記のような悪循環を緩和することに極めて有効である。共感的な傾聴を中心とした適切な医療面接は，良好な医師患者関係を促進し，それによって患者さんの不快な気分は軽減され，その結果知覚閾値が上昇し，患者さんの感じている苦しさ(illness)は緩和される。

医療面接が「病の癒し(healing illness)」の機能を有することの一部は，上記のようなプロセスで説明することができる。しかし，良好な医師患者関係が，患者の疾患（disease）そのものの治癒を促進するかどうか，例えば癌の患者さんの余命を延ばすか，については確かなことはいえない。

しかし，近年の精神・神経・内分泌・免疫学的な研究によれば，negative emotion の緩和は，生体の免疫能を高めることなどを通じて，疾患そのものに対しても良い影響を与えることが推定されている。また，良好な医師患者関係のもとでは，服薬のコンプライアンスが高まることなどの間接的な要因を通じての疾患治療効果も期待できる。何よりも，良好な医師患者関係の構築は，どのような疾患においても患者さんの QOL を高めるために著しく貢献することは確実である。

> **まとめ　3-C　癒しの機能としての医療面接**
>
> ① 医療の目的は疾患を治癒せしめること(curing disease)と病(やまい)を癒す(healing illness)ことである。この両者を分けて考えることは役に立つ。
> ② 有効な医療面接は，心身相関的な悪循環を緩和することによって，healing illness に貢献していると考えられる。
> ③ 良好な医師患者関係の構築は，どのような疾患においても患者さんの QOL を高めるために著しく貢献している。

◎ 第4章 ◎
医療面接の学習法

A. ひとりでできること

　ここまで本書を読み進んだ読者は，少なくとも基本的な医療面接技法の概念については理解できたはずである。しかし，技法の概念を理解することは，あくまでも医療面接法を修得するための出発点に過ぎない。実際に適切な態度で技法を使いこなせるようになるためには，実地修練の積み重ねが必要である。これは，スポーツや武道などのトレーニングと似ている。基本的な知識は必要であるが，実地の修練なしには上達は望めない。初心者のうちは，素振りや壁打ちなどの，単調な練習にあけくれる時期も必要である。実際に試合に臨んでみると，練習の効果がすぐに発揮されることはむしろ少ない。たゆみない訓練と実戦を経験して初めて，どのような相手とも互角以上に対応できる闊達自在なレベルに達することができる。

　最終的には，むしろ定型的な技法にはこだわらなくなり，その人固有のスタイルの中に技法は統合されていくことになる。本項では，まず一人でできる医療面接の自己学習法について述べる。

1. 知識レベルの自己学習

　とりあえず，最低限理解しておくことが必要な知識については，本書に盛り込んだつもりである。あまりたくさん本ばかり読んでも，頭でっかちになってしまう危険性がある。できれば，読んでは実践し，実践して疑問を感じたらまた本を読むというようなくり返しが望ましい。しかし，読者はある程度気づいていると思うが，医療面接技法の背景には，臨床心理学，カウンセリング，心理療法，学習理論，コミュニケーション理論など非常に多くの学際的な理論・方法論がちりばめられているのである。これらの多くは，現在の医学教育体系の中では十分に触れられていないものである。そこで，興味のある読者は，これらの原著に触れておくことをお勧めする。ここでは，著者の日々の診療実践に役立っている書籍，本書を構想するにあたって基盤を与えてくれた書籍，著者自身の自己トレーニングに役立っている書籍などのうち，学生諸君にとって読みやすいものを何冊か紹介しておきたい。

a. 医療面接法・医療コミュニケーションに関する書籍

> 1) Cohen-Cole SA: The Medical Interview: the Three-Function Approach. (飯島克巳，佐々木将人監訳，メディカルインタビュー；三つの役割軸モデルによるアプローチ．メディカル・サイエンス・インターナショナル，1994)

　本書でも引用されている，医療面接の3つの役割軸の概念や，共感を示す5つの技法など，現代の医療面接のスタンダードとなっている技法についての必要にして十分な解説書。難しい患者に対する面接など，技法の応用についての記載も詳しい。

> 2) 飯島克巳：外来でのコミュニケーション技法―診療に生かしたい問診・面接のコツ．日本医事新報社，1995

　外来診療を中心とした，医療におけるコミュニケーションに関する実用的な解説書。非常にわかりやすい表現と豊富な実践例が特徴。コンパクト

にまとめられ，読みやすい．

3) 木戸幸聖：臨床におけるコミュニケーション．創元社，1983

著者は精神科医．臨床現場におけるコミュニケーションの理論と実践，特にリエゾン精神医学的アプローチの実際について具体的に述べられている．

4) 箕輪良行，佐藤純一：医療現場のコミュニケーション．医学書院，1999

患者とのコミュニケーションのみならず，患者家族，医療従事者とのコミュニケーションについても実例を豊富に示しながら解説されている．

5) Aldrich CK: The Medical Interview: Gateway to the Doctor-Patient Relationship, 2nd edtion. (田口博國訳：医療面接法，よりよい医師-患者関係のために．医学書院，2000)

バージニア大学精神医学・家庭医学名誉教授の著者による，医療面接の標準的テキストブック．こなれた内容で，カナダでも医学部新入生向きの教科書として採用されているとのこと．

6) 福井次矢監修：メディカル・インタビューマニュアル．インターメディカ，2000

医療面接技法の概説と，実践例の提示による各論からなる．特に成人患者，末期癌患者の実例には，執筆者の臨床医としてのレベルの高さが遺憾なく発揮されている．

b. カウンセリング・心理療法・精神療法に関する書籍

1) Ivey AE: Introduction to Microcounseling. (福原真知子，国分久子，楡木満生，ほか訳：マイクロカウンセリング．川島書店，1985)

数あるカウンセリングの技法を，マイクロスキルに分解し，それを一つずつ修得させた後に統合するという，統合的なカウンセリング教育法に関する解説書である．著者が実践してきた医療面接法教育の原点となった書籍である．

2) 河合隼雄：心理療法序説．岩波書店，1991

「心理療法とは何か？」という本質的な問いにまっこうから取り組んだ概説書。著者はユング派の分析家。癒しとしての医療面接について考えるとき，深い示唆を与えてくれる。本書は初心者にはやや難解だが，同じ著者がカウンセリングについて語った分かりやすい書籍（カウンセリングを語る，上下，創元社，など）が多数出版されているので，そちらから読み始めるのもよいだろう。

3) 神田橋條治：治療のこころ，巻1-8．花クリニック神田橋研究会，1991-1998

対話精神療法・精神分析療法の第一人者による講演録。コトバにイメージを乗せて相手に届けるという，患者さんとの対話のコツについて，きわめて平易に語られているが，奥は深い。同じ著者の「精神科診断面接のコツ」「精神療法面接のコツ」（岩崎学術出版社）は専門家向けだが，さらにこの道を極めたい人は必読。

4) 国分康孝：カウンセリングの理論．誠信書房，1980

カウンセリングには多数の学派があり，そのすべてに精通することはとてもできない。本書は折衷主義のカウンセリングサイコロジストを自認する著者による，多数のカウンセリング理論の概観書。たいへん分かりやすく，カウンセリング理論の全体像を理解するのに好適な書籍である。

5) Gordon T: Parent Effectiveness Training. （近藤千恵訳，親業―新しい親子関係の創造―．サイマル出版会，1977）

子育てにおける，親子のコミュニケーションを集中的に訓練する「親業訓練法」の概説書。「積極的傾聴」「私メッセージ」「勝負なし法」といった，医療面接にも役に立つ技法を詳しく解説している。

6) 今村義正，国分康孝(編)：論理療法に学ぶ．川島書店，1989

論理療法とは，アルバート・エリスによって提唱された，一種の認知行動療法であるが，そのエッセンスは完璧主義の打破である。あらゆるものへの執着を絶つという，仏教の極意にも通じるものがある。完璧主義に陥

りやすい医師（著者を含めて）の自己トレーニングに，とても役にたつ。

7) Balint M : The Doctor, his Patient and the Illness.（池見酉次郎，杉田峰康，松山茂，小野亨雄(訳)，プライマリ・ケアにおける心身医学 ―バリント・グループの実際―．診断と治療社，1967）

英国の著名な精神分析家であるマイクル・バリントによる，実地医家による患者理解のためのグループセッションの解説書。プライマリ・ケアと精神療法に関する，極めて示唆に富む古典である。

8) 岸本寛史：癌と心理療法．誠信書房，1999

血液の悪性腫瘍の診療を専門とする内科医である著者による，医学と臨床心理学の統合の試み。力作である。その内容の幅の広さと視点の斬新さには，まさに「目から鱗が落ちる」こと必定。

c. その他

1) Bateson G : Steps to an Ecology of Mind.（佐伯泰樹，佐藤良明，高橋和久(訳)，精神の生態学，上下．思索社，1986）

本書でくり返し触れた，コンテクストとコンテントの概念を理解するためには，グレゴリー・ベイトソンの著作に触れておくとよい。しかし，難解。さらに挑戦したい人には，同著者の「精神と自然，思索社」「天使のおそれ，青土社」をお勧めする。

2) Bertalanffy L : General System Theory.（長野 敬，太田邦昌(訳)，一般システム理論．みすず書房，1973）

「癒しの機能としての医療面接」の項で触れた，一般システム理論の入門書。

3) 渡辺明治，斎藤清二(編著)：内科臨床とこころのカルテ―患者中心の内科診療と教育の実際―．メディカル・レビュー社，1999

自己宣伝になるが，内科臨床における，医師患者関係を重視した，人間的な観点を尊重する診療・教育の実際についての入門書である。興味のある人はどうぞ。

2．実際の体験から学ぶ

a．日常生活から学ぶ

　医療面接の技法は，医療現場でだけ役に立つというものではない。日常生活における友人や家族との会話においても，面接技法はコミュニケーションの改善に有効に作用する。一般に，第2章までに解説した「傾聴の連鎖」の技法は，適切に用いられる限りは相手に害を与えることはない。したがって，友人や家族との会話において，意識的に面接技法を使ってみてその効果を確かめるという作業は，自己訓練としてたいへん有効である。

例1（クラブの後輩が相談を持ちかけてきたような時，ついすぐにアドバイスをしたくなる。そこで，できるだけそれをせずに，傾聴技法を使って話を聴いてみる）

「先輩。ちょっと相談があるんですが」
〈何か困っているの？〉 [OQ]
「最近，部活の練習の出席率が悪いんですよ」
〈ああそう。練習の集まりがよくないのね〉 [あいづち], [言い換え]
「そうなんですよ。特に一番中心になるはずの3年生がほとんど出てこないんです」
〈3年生がほとんど出てこないの。それは困るだろうね〉 [くり返し], [感情の反映]
「そうなんです。発表会が近いのに，黙っていると練習にならないし，強く言うと反発してますます出てこなくなりそうで…」
〈うーん。君としても板挟みというわけだね〉 [明確化], [感情の反映]
「そうなんですよ。どうしたらよいか迷ってたんですが，このままじゃらちがあかないですよね。思い切って中心になるやつらに，ぼくから少し強く言おうと思います」
〈そう。君から少し強く言ってみようと思ってる…〉 [あいづち], [くり返し]
「ええ。やってみます。もしそれで恨まれてもしょうがないですよね」

〈そこまでの覚悟をもってやろうというのは，すごく立派だとぼくは思うよ〉 [自己開示]，[尊重]
「そうですか。先輩にそう言ってもらうと気が楽になります。それじゃがんばってみます。ありがとうございました」
〈ああ，がんばれよ。どうなったか後でまた聞かせてくれよ〉 [関係の強化]

　この例では，こちらからアドバイスをしなくとも，後輩の話を傾聴しているうちに自発的に解決策を見つけるという結果になった。一度こういう体験をすると，次からも相手の自主性を発揮させるために，話を聴き続けるという態度を取れるようになるだろう。

　家族とのコミュニケーションは，意外に難しいものである。他人との会話には，おたがいにある程度の遠慮や距離感があるので，面接技法を用いることはむしろやりやすい。しかし，家族との間には遠慮がないぶんだけ感情的に巻き込まれやすく，冷静に対話することが難しい。いつもけんかになってしまうような家族との交流場面に，あえて面接技法を使ってみることは新しい大きな体験になる可能性がある。

例2（自宅から通学している大学生である娘と母親の会話）

〈ちょっとでかけて来ます。今日はクラブのコンパだから夕飯はいらないわ〉
「帰りは何時頃になるの？」
〈わからないわ。その時の雰囲気次第だから〉
「あまり遅くなると，お父さんも心配するわよ」
〈お父さんは心配性過ぎるのよ。大丈夫よ〉
「そういうけど，最近は色々物騒なこともあるのよ。あまり遅く一人で帰るのはあぶないわ。このあいだだって，12時過ぎたでしょう。お母さん達，寝ないで待っていたのよ」

〈もう。いつまでも子供あつかいするんだから。いいかげんにしてよ。私を信用できないの！〉

よくある会話であるが，お互いに不愉快な気持ちで終わってしまった。やや不自然だと思うかもしれないが，がんばって傾聴の技法を使ってみよう。

〈ちょっとでかけて来ます。今日はクラブのコンパだから夕飯はいらないわ〉
「帰りは何時頃になるの？」
〈遅くなるかどうか気になるのね？〉 [明確化], [感情の反映]
「そうなのよ。このあいだも12時過ぎたでしょう。お母さん達，寝ないで待ってたのよ」
〈ふーん。私のことそんなに心配してくれていたの〉 [明確化], [感情の反映]
「そうよ。最近は色々物騒なこともあるのよ。あまり遅く一人で帰るのはあぶないわ」
〈たしかに，親としては気が気じゃないでしょうね〉 [明確化], [正当化]
「そうなのよ。自分で判断してちゃんと行動してほしいわ」
〈心配してくれるのはうれしいわ。遅くなるようだったらちゃんと電話するから，お母さんも私のことを信頼してくれるとうれしいな〉
[自己開示], [私メッセージ]
「分かったわ。もうおとなだもんね。いってらっしゃい」

こんなにうまく行くことは少ないだろうが，とりあえず相手の感情を理解して言語化しながら，傾聴を続ける努力をしてみると，いつもとは全く違った展開になることが体験できるかもしれない。試してみて損はないだろう。

b. 患者さんとの体験から学ぶ

　外来や病棟での臨床実習が始まると，いやでも患者さんと接する機会が増える。外来予診面接や病棟での病歴聴取は，医療面接のたいへん良いトレーニングの場面である。技法そのものについてはすでに述べたので，ここではいくつか自己トレーニングのためのコツを述べる。

　① 導入と終結の手順は前もって理解してから面接に臨む。しかし，患者さんがいったん話し始めたら，目の前の患者さんの話をいっしょうけんめい聴くこと，患者さんの様子を注意深く観察すること，患者さんの気持ちを受けとめることにエネルギーの90％を使うこと。技法については，頭の片隅に残りの10％を留めておき，ときどき自分がちゃんと聴けているかどうかをチェックする程度にする。これを逆にすると，マニュアル的な，機械的な聞き方になってしまう。本書を手元において，ときどき眺めながら患者さんの話を聞くなどということは，絶対にしてはならない。とにかく，目の前の患者さんに集中することをこころがける。

　② メモは全く取らないか，取るとしても最低限にする。ある程度聞いたら，必ず要約を患者さんにことばで返す。一生懸命聴いていない限り，良い要約はできない。要約が不十分な点を患者さんから指摘されたら，必ず納得がいくまで再確認する。面接が終わってから，要約の時に述べたストーリーを思い出しながら，カルテあるいはノートに病歴を記載する。もしこの段階で不十分な点が確認できたら，病棟入院患者であれば次回の面接の時にそれについてもう一度尋ねる。この作業をくり返すと，正確に聞き取る能力は確実に向上する。

　③ 面接の終わりに，〈何か言い残していることはありませんか？〉〈何か質問はありませんか？〉という，再確認の質問を必ずするようにする。言い残しが明らかになったら，確実にすべて聞き取るまで丁寧に聴く。このようなことを心がけることにより，一回一回の医療面接が十分になされたかどうか，患者さんがその都度チェックしてくれることになり，トレーニング効果が高まる。

④病棟入院の患者さんの担当になり，毎日患者さんのもとを訪れるような場合，特に話し好きの患者さんであれば，時間無制限の傾聴の練習をするつもりで患者さんを訪れるとよい．あまり技法的なことは考えずに，とにかく相手の話をさえぎらずに，言語的追跡の態度で徹底して傾聴してみる．聴き終わったら，カルテかノートに今聴いたことを逐語録的に書き出してみる．このことをくり返すだけで「聴くこと」のたいへん良いトレーニングになる．

　実際の患者さんを「面接の練習台」とみなすことは，少し問題があるかも知れない．しかし，「話を一生懸命聴かせていただくという態度」が貫かれており，本書で述べられたような面接技法が適切に用いられている限り，患者さんに害を与えることは少なく，むしろ患者さんは喜んでくれることが多い．ただ，患者さんの病状が重く辛そうな時や，話したくなさそうな様子がうかがわれる時は，〈今，辛そうに見えますが，お話を聴かせていただいていいでしょうか？〉とか，〈もし，あとの方がよろしければ，都合のよいときにまた来ます〉など，相手への配慮の言動を忘れてはならない．

　患者さんが面接の後で，「今日は，ゆっくり話を聴いてもらえたのですっきりした」などと言ってくれたとき，それが最もうれしい最高の誉めことばである．

まとめ　4-A　ひとりでできること

① 医療面接の学習はスポーツや武道のトレーニングに似ている．実践や基礎訓練なしでは向上は望めない．
② 友人や家族との会話において，意識的に面接技法を使ってみて，その効果を確かめるという作業は，自己訓練としてたいへん有効である．

> ③ 外来予診面接や病棟での病歴聴取は，医療面接のたいへん良いトレーニングになる。
> ④ 経験を積み重ねることにより，その人固有の面接スタイルの中に各技法は統合され，最終的には技法を意識的に用いる必要はなくなることが最終目標となる。

B. グループでの学習

　医療面接法教育の目的は，医療面接に関する知識，技術，態度の3要素を身につけることである。知識は，講義を受けたり教科書を読むことによって得られる。しかし，技術，態度の学習はこれでは不十分である。最も有効な学習方略は，スモールグループによる体験実習である。スモールグループ実習の中心となる学習法は，医師役，患者役のシミュレーションによるロールプレイである。一人で行う練習と一番違う点は，面接の現場に観察者がいて，フイードバックがなされることである。このことにより，独りよがりの悪い癖がついてしまうという，独習の最も危険な点が防止できる。ロールプレイの患者役は，参加者同士で演じあう方法と，模擬患者に演じて貰う方法がある。本項では，数名から10数名程度の学生または医師からなるスモールグループによる学習法の実際について述べる。

1. 参加者同士のロールプレイ

a. 構成

　医療面接の実習に最適なグループの人数は，4〜5名である。この人数だと，全員が医師役，患者役，観察者役を交代で演ずることができる。これより多い人数の場合，ロールプレイの際にいくつかの小グループに細分割することによって，15〜20名くらいまで可能である。グループにはフ

ァシリテーター(世話役)が1名必要である。このファシリテーターがグループの主導をどのくらい取るかによって，指導者主導型のグループとなるか，参加者中心型のグループになるかが決まる。授業や臨床実習においては，指導教官が主体となって実習の計画を立て，それにしたがってセッションを進行することが一般的である。これに対して，読者諸君が自主的にグループ学習を行おうとする場合には，むしろ参加者中心型のグループの方が実際的である。参加者中心型のグループの場合，ファシリテーターはあくまでも世話役に徹し，参加者の一人一人と同じ立場でグループに参加する。このようなグループでは，参加者のニーズと自発的な話し合いによって，学習の内容や方法が決められる。

ロールプレイの構成は，医師役1名，患者役1名を決め，面接時間を設定して，医師役主導で面接に導入する。残りの者とファシリテーターは観察者となる。

b. シナリオ

ロールプレイには，患者役が演ずるシナリオが必要である。以下のようなものが考えられる。

① 患者役の学生の実際の受診や入院体験をシナリオとして用いる。
② 患者役学生が担当している，あるいは以前担当した患者の病歴をシナリオとして用いる。
③ あらかじめ架空のシナリオを用意しておく。

これらのシナリオにはそれぞれ一長一短がある。後ほど述べる模擬患者の参加する実習においては，模擬患者が演ずるシナリオが複数作成され蓄積されている。

c. フィードバック

フィードバックとは，実習中に自分が観察したこと，感じたことを相手に伝えることである。批判や非難とは異なる。的確なフィードバックをす

ることはなかなか難しい。日本人は他人に対して率直に意見を述べることに慣れていないので，遠慮して当たり障りのないことしか言わなかったり，逆にいきなり相手を傷つけるような批判をして，実習体験がトラウマになってしまうことがある。フィードバックの基本は「私メッセージ」である。ロールプレイを観察していて，自分が気づいた事実や，自分が感じたことをそのままことばにして返すのが基本である。相手に対する配慮として，まずよかった点を先に挙げて，その後で改善すべきだと感じた点を告げるとよい。以下にフィードバックの例を示す。

例1（観察された事実のフィードバック）

> 指導者〈今の面接中に医師役は細かく貧乏揺すりをしていたように見えました。気づいていましたか？〉
> 医師役「自分では全く気づきませんでした」
> 患者役〈何だか落ちつかない感じがして，ちゃんと聴いてもらっている感じがしませんでしたね〉

> 指導者〈導入はだいたいできていましたが，自己紹介するのを忘れましたね〉
> 医師役「確かに，あわてて忘れてしまいました」

例2（面接中に，あるいは観察中に感じたことのフィードバック）

> 患者役〈とても丁寧な態度で，一生懸命聴いてくれているという感じがしました。ただ，もうひとつ全面的に信頼できるという感じがしませんでした〉

例3（指導者による技法的な解説のフィードバック）

> 指導者〈今の医師役の人は，くり返しの技法をたくさん使っていましたね。これはとても効果的だったと思います〉
> 患者役〈確かに，くり返してもらうと話しやすいですね〉

d. 指導者主導型のグループ学習の例

臨床実習におけるスモールグループの例を述べる。

1グループの学生4人から6人に対して，指導教官1名が担当する。学生は，病棟実習中に各々1名以上の病棟入院患者を割り当てられているので，自分の担当している患者の病歴をロールプレイのシナリオとして用いる。できる限り患者の気持ちになりきって演じてもらうようにする。患者の立場から医療を見るという体験は，それ自体も教育的な意味がある。

教官または学生のうち1名が医師役，学生1名が患者役となり，残りは観察者となる。1回のロールプレイは，各面接技法ごとに行う場合は1〜2分，構造化された病歴聴取を行う場合は，10〜15分くらいである。ロールプレイの終了後，まず患者役の学生から医師役にフィードバックを行う。その後，観察者からのフィードバックを加えて，短時間の全体ディスカッションを行う。学生のすべてが，医師役，患者役を体験できるようにセッションを計画する。

教官のデモンストレーションや，ディスカッションの際に教官が取る態度は，学生の態度に重要な影響を与える。学生は，教官に言われたように行動する学習をしているのではなく，教官の行動をモデルとして自分の行動に取り入れる学習をしているのである。つまり，子供は親の言うことは聞かないが，親のすることはまねるということと同じである。最も典型的な例は，「患者の話を共感的に聴く」という技法を実習する時である。教官が学生に対して「患者の話を共感的に聴くように」と，言語的な指示を直接あたえても，学生の態度を変えることは難しい。その学生とのディスカッションの中で，学生の発言を共感的に聴く態度を教官が実際に示すこ

とが，学生の行動変容に大きな効果がある．この過程は多くの場合言語化されない．ロールプレイの後に，学生の面接技法のまずさを批判するコメントを教官がくり返すことは，この実習の目的を考えた場合効果的ではない．教官は学生の発言を引き出し，受容的，共感的に聴き，次の発言をはげますような態度を心がける必要がある．このように教官に聴いてもらったという体験がモデリング効果となり，学生の行動を変容させるのである．

e. 参加者中心型のグループ学習の例

　自主的に医療面接の学習をしている医学生のグループに，ファシリテーターとして著者が参加した時の経験を紹介する．

　最初に，今日何について学習したいかという討論がなされた．参加者の一人が，臨床実習中の体験について語った．糖尿病で下肢の壊死で両足の手術を受けている患者さんの担当になった．病歴聴取を行っていたところ，家族歴を聞き始めたとたんに「なんで先生方はいつも家族のことをきくのかね？　なんで家族のことまで話さなきゃいかんのか？」と言われ，どう対応してよいかわからずに困ってしまった．グループでは，その患者さんにどういう対応をすればよいのかという討論になり，ロールプレイをしてみようということになった．患者役は，その患者さんを実際に担当した学生が演じ，何人かの学生が代わる代わる医師役を担当してみた．

ロールプレイ 1

〈それでは次に，ご家族のことについてうかがいたいんですが〉
「なんで先生方はいつも家族のことをきくのかね？　なんで家族のことまで話さなきゃいかんのか？」
〈○○さんは糖尿病をお持ちなので，ご家族にも遺伝している可能性があるんです．そのへんをお聴きしておくことで治療方針も変わってくるんです〉

> 「でも，治療を受けているのは私ですよ。先生が私の家族や親戚まで治療
>   してくれるわけじゃないでしょう」
> 〈それはもちろんそうですが……〉

　医師役の学生は，家族歴聴取が必要な理由を患者さんに丁寧に説明することによって納得してもらおうと思ったが，その作戦はうまくいかなかった。ディスカッションで，もっと患者の気持ちを傾聴してみるべきではないかという意見が出た。そこで，別の学生が医師役に挑戦してみることになった。

ロールプレイ2

> 〈それでは次に，ご家族のことについてうかがいたいんですが〉
> 「なんで先生方はいつも家族のことをきくのかね？ なんで家族のことまで話さなきゃいかんのか？」
> 〈○○さんは，家族のことを聴かれるのがおいやなんですね〉
> 「そうなんだよ。先生方はいつでも家族家族というが，いやになるよ。いつでも同じことばっかり答えさせられて…」
> 〈そうでしょうねぇ。何度も同じことをきかれてはおいやでしょうねえ〉
> 「ああ，あんまり話したくないねぇ」
> 〈それじゃあ，ご家族のことについては，またこの次よろしかったらということでいかがでしょうか？〉
> 「ああ，そうしてもらおうか」

　医師役の学生は，患者の気持ちを配慮しながら傾聴を心がけた。患者役の感想では，さっきよりはいらいらしなかったという。しかし，まだ今一つすっきりしない感じがグループ全体に残った。討論でも，どこが今一つなのかはっきり結論がでなかった。そこで，著者が医師役を担当してみることになった。

ロールプレイ3

〈それでは次に，ご家族のことについてうかがいたいんですが〉
「なんで先生方はいつも家族のことをきくのかね？　なんで家族のことまで話さなきゃいかんのか？」
〈○○さんは，なんで医者は家族のことばかり聞くのかとおっしゃりたいんですね〉
「先生方が治療しているのは私でしょう。先生方が私の親戚や家族まで治療するわけじゃないでしょう」
〈家族のことなどを聴くよりも，もっと大切なことがあるんじゃないかとおっしゃりたいんですね。そこのところもう少し詳しく聞かせてくれませんか？〉
「私はもう長いことこの病院で治療してもらっているのに，いまじゃ両足とも腐ってしまって，いつ退院できるかわからないような状況なんですよ」
〈そうですよねぇ。長い間努力して治療してきたのに，両足とも手術するようなことになって，とても辛い状況なんですよね〉
「そうなんですよ。先生」
〈他の人のことなどより，○○さん自身のことをちゃんと診てほしいということなんですね〉
「はい，先生。せめていつ頃退院できる見込みか分かりませんか？」
〈今後の見通しが知りたいというのは，当然のお気持ちだと思います。指導医と相談して，明日また詳しくご説明したいと思います。それでどうでしょうか？〉
「はい。よろしくお願い致します」

　ロールプレイの過程で，患者さんのネガティブな感情の背後にある，「自分を治療してくれる医師にもっと自分のことを分かってほしい」というポジティブな気持ちを理解することが大切であったことが分かった。著者自身もロールプレイをしてみるまで，その点に明確には気づいていなかった。患者役の学生が（患者本人ではないにもかかわらず）「いまじゃ両

足とも腐ってしまって」と話した時に，この患者さんの辛さがダイレクトに伝わってきて，そこからの面接の流れが変わってしまったのには，著者自身びっくりした。グループの全員が，ディスカッションを通じて，このような「共感が生じること」の大切さを共有できたように思われた。

2. 模擬患者の参加するロールプレイ

　模擬患者とは，simulated patient あるいは standardized patient : SP と呼ばれる，特殊な技能訓練を受けた市民の方々である。模擬患者の活動は基本的にボランティア活動であり，参加している市民は多かれ少なかれ今日の医療のあり方，とりわけ患者-医療者関係，コミュニケーションのあり方について問題を感じ，その改善に積極的に貢献したいと考えておられる方々である。現在の日本では，いくつかの模擬患者養成組織があり，それぞれ医学教育や医療改善の分野で活躍している。しかし，その絶対数はまだまだ不足しているのが現状である。模擬患者が演じる事例については，複数のシナリオが作成され蓄積されている。しかし，模擬患者それぞれの特性やトレーニングにより，一人の模擬患者が演じることのできるシナリオには限りがある。

　学生の教育に模擬患者に参加していただくと，教育効果がたいへん大きい。参加者同士で医師役，患者役を演ずるやり方と比較すると，何と言っても一番大きい特徴は，ロールプレイの臨場感が違うことである。学生同士のロールプレイは，お互いが知っている仲間ということもあり，どうしても照れたり，今ひとつわざとらしさが抜けない傾向がある。それに対して，模擬患者が参加するロールプレイは，実際の現場の雰囲気に匹敵するか，むしろそれ以上の臨場感，緊張感がある。

　もう一つ，模擬患者の特徴は，単に患者役を演じるだけではなく，的確なフィードバックを返すことのできる訓練を受けているということである。医療面接のロールプレイ終了後，模擬患者さんからなされるフィードバックは，学生に与えるインパクト，教育効果が極めて大きい。

模擬患者参加の学習の問題点は，現在のところ，いつでもどこでも実習ができるというわけにはいかず，機会が制限されることである。しかし，医学生の教育に貢献していただける模擬患者さんを養成していこうという動きは全国的に着実に広がっている。

> **まとめ　4-B　グループでの学習**
>
> ① 医療面接の技術，態度の学習には，スモールグループによるシミュレーション，ロールプレイ実習が最も効果的である。
> ② グループ実習においては，観察者や患者役からの適切なフィードバックが教育効果を高める。
> ③ 実習における教官の態度は，モデリング効果となり，学生の行動を変容させる重要な要因となる。
> ④ 読者が自主的にグループ学習を行おうとする場合，参加者中心型のグループを推奨したい。

C. OSCE（オスキー）と医療面接

　医療面接技法の修得は，医師にとっても医学生にとっても必須の課題である。筆記試験や口頭試問により，知識が修得されているかどうかについては評価できるが，技術，態度を評価することは難しい。そこで近年急速に普及してきた評価方法が，客観的臨床能力試験（Objective Structured Clinical Examination：OSCE，オスキーと略称される）である。本項では，医療面接技能の客観的な測定法としてのOSCEの概略について説明する。

1. OSCEとは？

　OSCEとは，簡単に言えば，シミュレーションやロールプレイと模擬患者を組み合わせた実技試験である．OSCEで評価できる臨床能力は，医療面接に限らず，身体診察法，X線フィルムの読影，外科的手技などさまざまある．そのうちでも，医療面接技法の能力の評価のためには，OSCEはたいへん優れた方法であるといえる．カナダをはじめ欧米ではすでに，OSCEが医師国家試験や専門医の認定試験などに積極的に取り入れられている．現在日本の医学教育においても，OSCEによる医療面接技能の評価は急速に取り入れられつつあり，何らかの形ですべての大学の医学教育に取り入れられる日がくることはほぼ確実である．文部科学省はすでに，将来OSCEを国家試験に取り入れることが望ましいとの方針を公表している．また，日本心身医学会などの幾つかの学会では，認定医の試験にOSCEによる医療面接法の評価を取り入れている．

2. 医療面接のOSCEで何が要求されるか

　本学で現在行われているOSCEの実際に基づき，医療面接のOSCEで何が要求されるかの実例を示す．

　まず受験者に「内科外来での初診患者に対して，医療面接（病歴聴取）をしなさい」という課題が与えられる．受験生は，ついたての後ろに待機している模擬患者を面接の場に呼び入れ，面接を開始する．模擬患者はあらかじめ用意された，患者シナリオを演ずる．OSCEで用いられるシナリオは，一般には主訴が明確で，あまり複雑でない病歴が選ばれる．しかし，患者の心理・社会的な背景（仕事のストレス，症状に対する不安など）についても，面接によって引き出されれば，答えられるだけの内容が用意されている．

　評価者は，評価マニュアルにしたがって評価用紙に評価を記入する．評価の項目は，大きく分けて，①面接の進め方，②面接の内容の2大項目から構成され，各々に具体的なチェックポイントが設定されている．

面接の進め方のチェックポイントは，大別すると以下の6要素にまとめられる。

① 面接が望ましい基本的な態度（視線，ことばづかい，位置など）によりなされているか？
② 面接への導入（あいさつ，名前の確認，自己紹介など）は適切か？
③ 話の進め方（最初は自由に話してもらう，話を促す，後半で細部を明らかにする）は適切か？
④ 共感的・支持的態度が表現されているか？
⑤ まとめと確認が適切になされているか？
⑥ 良好な医師患者関係が構築されたか？

面接の内容については，主訴について得られた情報（いつから，どこが，どんなふうに，どの程度など）と，主訴以外の重要な情報（受診・服薬状況，希望，心配，患者プロフィルなど）がどの程度聴取されたかについて評価される。

面接時間（共用試験では10分）が終了すると，タイムキーパーが終了を告げ，評価者からのフィードバックが受験生に告げられる。このあいだに，模擬患者も模擬患者用の評価シートに評価を記入する。模擬患者の評価項目は，主として良好な医師患者関係の構築がなされたかどうかに関するものである。OSCEは評価法であると同時に，フィードバックによる受験生への教育効果も高く，特に模擬患者からのフィードバックは受験生に強いインパクトを与える。評価者の評価と模擬患者の評価は，あわせて最終評価に用いられる。

実際にOSCEに関わってみて感じることであるが，受験生にとって最も難しいのは，③話しの進め方，④共感的・支持的態度の表現，⑤まとめと確認，の3項目であると思われる。現在までの医療教育のもとでは，閉ざされた質問を多用する一問一答式の医療面接が当たり前なので，〈それについて詳しく話して下さい〉というような「ふくらませる質問」で患者の話を引き出し，あいづちやくり返しでさらに話を促進するという聴き

方は，教育されていないとなかなかできない．また，情報収集に一生懸命になるあまり，患者が「苦しいんです」と訴えても共感表現を返すことなく，〈他にはなにかありませんか？〉などと話題を変えてしまう受験生が多い．また，まとめと確認は，それについて教えられていない受験生の場合は，まず実行することはできない．

OSCE で評価される項目は，医療面接において最も基本的で大切な項目である．したがって，OSCE で評価される項目を重点的に事前に学習しておくことは，極めて合目的的である．OSCE を前提としたスモールグループ教育は，指導教官にとっても学生にとっても，修得目標が明確であるので，実習の効果が上がりやすく，医療面接技法修得の入門編として効果的である．評価項目は事前に学生に公表され，学生が自主的に学習・トレーニングを行える環境を整えることが推奨される．本書をこのような教育のサブテキストとして用いることにより，短時間の実習でより大きな教育効果を発揮することに役立つと思われる．

> **まとめ 4-C OSCE（オスキー）と医療面接**
>
> ① OSCE とは，シミュレーションやロールプレイと模擬患者を組み合わせ，臨床能力を評価するための実技試験である．
> ② 日本でも，医師国家試験に OSCE が取り入れられるようになることはほぼ確実である．
> ③ 医療面接の OSCE では，大きく分けて「面接の進め方」と「面接の内容」の二大項目が評価される．
> ④ 医療面接の OSCE は，評価法であるだけでなく教育効果も高い．OSCE を前提としたスモールグループ教育は，医療面接法修得の入門編として効果的である．

参考図書

1) Aldrich CK : The medical interview － Gateway to the doctor-patient relationship, 2nd ed.（田口博國訳：医療面接法－よりよい医師・患者関係のために－. 医学書院, 2000）
2) Balint M : The doctor, his patient and the illness.（池見酉次郎, 杉田峰康, 松山茂, 小野亨雄訳, プライマリ・ケアにおける心身医学－バリント・グループの実際－. 診断と治療社, 1967）
3) Bateson G : Mind and nature : a necessary unity.（佐藤良明訳, 精神と自然－生きた世界の認識論－, 思索社, 1982）
4) Bateson G : Steps to an ecology of mind.（佐伯泰樹, 佐藤良明, 高橋和久訳, 精神の生態学, 上下, 思索社, 1986）
5) Bateson G, Bateson MC : Angels fear ; towards an epistemology of the sacred.（星川淳, 吉福伸逸訳：天使のおそれ－聖なるもののエピステモロジー－, 青土社, 1988）
6) Bertalanffy L : General system theory.（長野 敬, 太田邦昌訳, 一般システム理論. みすず書房, 1973）
7) Cohen-Cole SA : The medical interview : the three-function approach.（飯島克巳, 佐々木将人監訳, メディカルインタビュー；三つの役割軸モデルによるアプローチ. メディカル・サイエンス・インターナショナル, 1994）
8) Gordon T : Parent effectiveness training.（近藤千恵訳, 親業－新しい親子関係の創造－, サイマル出版会, 1977）
9) Ivey AE : Introduction to microcounseling.（福原真知子, 国分久子, 楡木満生他訳：マイクロカウンセリング. 川島書店, 1985）
10) Lipkin M Jr, Putnam S, Lazare A（eds）: The medical interview. Springer-Verlag, New York, 1995
11) Wiener JM（Ed.）: Behavioral science. John Wiley & Sons, New York, 1987
12) 飯島克巳：外来でのコミュニケーション技法. 日本医事新報社, 1995
13) 今村義正, 国分康孝編：論理療法に学ぶ. 川島書店, 1989
14) 河合隼雄：カウンセリングを語る. 上下, 創元社, 1985

15) 河合隼雄：心理療法論考．新曜社，1986
16) 河合隼雄：心理療法序説．岩波書店，1991
17) 神田橋條治：精神科診断面接のコツ．岩崎学術出版社，1984
18) 神田橋條治：精神療法面接のコツ．岩崎学術出版社，1990
19) 神田橋條治：治療のこころ．巻 1-8．花クリニック神田橋研究会，1991-1998
20) 岸本寛史：癌と心理療法．誠信書房，1999
21) 木戸幸聖：臨床におけるコミュニケーション．創元社，1983
22) 国分康孝：カウンセリングの理論．誠信書房，1980
23) 国分康孝(編)：カウンセリング辞典．誠文堂，1990
24) 中村雄二郎：臨床の知とは何か．岩波書店，1992
25) 中村雄二郎：術語集－気になる言葉．岩波書店，1984
26) 日本医学教育学会教育技法委員会編：臨床教育マニュアル－これからの教え方，学び方－．篠原出版，1994
27) 福井次矢(監修)：メディカル・インタビューマニュアル－医師の本領を生かすコミュニケーション技法－．インターメディカ，2000
28) 箕輪良行，佐藤純一：医療現場のコミュニケーション．医学書院，1999
29) 山中康裕，馬場禮子(編)：病院の心理臨床．金子書房，1998
30) 渡辺明治，斎藤清二(編著)：内科臨床とこころのカルテ－患者中心の内科診療と教育の実際－．メディカル・レビュー社，1999
31) Greenhalgh T, Brain Hurwitz：Narrative Based Medicine；Dialogue and discourse in clinical practice. BMJ Books, 1998（斎藤清二ほか監訳，ナラティブ・ベイスト・メディスン－臨床における物語りと対話－，金剛出版，2001）
32) 斎藤清二，岸本寛史：ナラティブ・ベイスト・メディスンの実践．金剛出版，2003

参考文献

1) Barrows HS, Abrahamson S：The programmed patient；a technique for appraising student performance in clinical neurology. J Med Educ 39：802-805, 1964
2) Elwyn G, Gwin R：Narrative based medicine；stories we hear and sto-

ries we tell : analysing talk in clinical practice. BMJ 318 : 186-188, 1999
3) Fine VK, Therrie ME : Empathy in the doctor-patient relationship : skill training for medical students. J Med Educ 52 : 752-757, 1977
4) Greenhalgh T, Hurwits B ; Narrative based medicine ; why study narrative. BMJ 318 : 48-50, 1999
5) Greenhalgh T : Narrative based medicine ; Narrative based medicine in an evidence based world. BMJ 318 : 323-325, 1999
6) Harden RM, Stevenson M, Downie MM, et al : Assessment of clinical competence using objective structured examination. BMJ 22 : 447-451, 1975
7) Jones AH : Narrative based medicine ; narrative in medical ethics. BMJ 318 : 253-256, 1999
8) Launer J : Narrative based medicine ; a narrative approach to mental health in general practice. BMJ 318 : 117-119, 1999
9) Lipkin M Jr, Quill TE, Napodano RJ : The medical interview ; a core curriculum for residencies in internal medicine. Ann Intern Med 100 : 277-284, 1984
10) Novack DH : Therapeutic aspects of the clinical encounter. J Gen Intern Med 2 : 346-355, 1987
11) Rosen DH : Modern medicine and the healing process. Humane Medicine 5 : 18-23, 1989
12) Saito S, Kita K, Morioka CY, Watanabe A : Rapid recovery from anorexia nervosa after a life-threatning episode with severe thrombocytopenia : report of three cases. Int J Eat Disord 25 : 113-118, 1999
13) 児玉憲一：大学生・教師・看護婦・栄養士に対するマイクロカウンセリングトレーニングの検討．総合保健医学 5：69-82, 1989
14) 児玉憲一：主治医による HIV カウンセリングの MCT による技法的検討－ロールプレイ 6 組の分析を中心に－．総合保健医学 6：27-39, 1990
15) 斎藤清二，渡辺明治：マイクロカウンセリングトレーニングを応用した医学生への病歴聴取教育法．医学教育 22：104-109, 1991
16) 斎藤清二：心身症における三つの悪循環－多彩な身体症状を呈した 1 事例の経過から－．心理臨床学研究 9：18-31, 1991
17) 斎藤清二：境界例における自己治療的ドラマ－問題行動を繰り返した女

子学生の1事例－．季刊精神療法 17: 43-53, 1991
18) 斎藤清二：こころとからだの和解の過程－胃症状への固着を示した大学生の事例を通して－．心理臨床学研究 11: 97-109, 1993
19) 斎藤清二，北啓一朗，田口恭仁子ほか：慢性膵炎疑診例の病態仮説と治療戦略－現象学的・システム論的観点から－．心身医学 34: 463-471, 1994
20) 斎藤清二，北啓一朗：医学部卒前カリキュラムにおける心身医学的教育－特にカウンセリング的病歴聴取法の教育の意義について－．心身医学 36: 262-266, 1996
21) 斎藤清二：血清膵酵素高値を呈した機能性消化器疾患（慢性膵炎疑診例）に対するシステム論的治療．心身医療 9: 80-82, 1997
22) 斎藤清二，大澤幸治，北啓一朗：アルコール依存を伴う摂食障害への非個人的な心理療法－象徴としての死と再生－．心療内科 3: 220-226, 1999
23) 斎藤清二，大澤幸治，北啓一朗：不安を伴う NUD を呈した男子高校生との2年間－通過儀礼としての思春期心身症－．心療内科 3: 279-285, 1999
24) 斎藤清二，松井三枝，牛麗沙，渡辺明治：医療面接技能の客観的臨床能力試験(OSCE)による評価－特に認知行動特性との関連について－．医学教育 31: 第4号, 2000
25) 永田勝太郎：バリント・ワーク．医学教育 21: 146-150, 1990
26) 楡木満生：積極的傾聴法．医学教育 20: 341-346, 1989
27) 伴信太郎：客観的臨床能力試験：臨床能力の新しい評価法．医学教育 26: 157-163, 1995
28) 藤崎和彦，尾関俊紀：わが国での模擬患者(SP)の活動の現状．医学教育 30: 71-76, 1999

あとがき

　本書を執筆中のこの1年間に，本邦の医学教育は急速に変貌を遂げつつある。昨年12月，名古屋で模擬患者の参加する医療面接教育に関するワークショップが開催された。また今年3月には，九州大学と岐阜大学において相次いで同様のワークショップが開催されている。現時点で，日本の大学医学部，医科大学の約半数において，何らかの形での医療面接教育とOSCEが実施されており，この傾向は急速に全国に広がりを見せている。カナダに続いて米国でも国家試験にOSCEが必修となることが決定され，本邦においても将来の導入が確実視されている。

　著者の所属する大学では，今年から医学部5年生・6年生のみならず，1年生にもコミュニケーションの教育を実施することになった。教育に携わっていて感じることは，医療面接や医療コミュニケーション教育に対する学生のモチベーションの高さである。単なる講義では，居眠りしたり欠席したりが目立つ学生諸君が，目の色を変えてスモールグループ実習に参加している。また，模擬患者参加のデモンストレーション形式の講義においても，フィードバックを学生に求めると実に積極的に発言してくれる。教官としてもうれしい限りである。思うに，臨床医としての充実感，医師としての生きがいとは，このような患者さんとのコミュニケーション，触れあいの中にこそあるのではないだろうか。まだ臨床実習にも参加していない医学生諸君も，この予感を肌で感じとっているのではないだろうか。

　本書を手にとってくれた医学生諸君の，これからの医師としての人生が充実した実り多いものになることを願いつつ，本書を世に送り出したいと思う。

　本書の出版にあたって，医学書院編集部の坂口順一氏，制作部の一之瀬

泰廣氏にたいへんお世話になった。また，日頃の著者の診療，研究，教育の実践に全面的に協力をいただいている，富山大学医学部(旧富山医科薬科大学)第3内科の教室員諸氏と本学の学生諸君に感謝の意を捧げたい。

平成12年5月

著者

索引

欧文

active listening 51
Aldrich 90, 101
attending behavior 21
attitude 11
Bertalanffy 93, 103
bio-medical competence 12
burn out 8
clarification 50
clinical competence 10
Closed Questions 38
Cohen-Cole 20, 53, 100
Cohen-Cole の技法 56
compassion 8, 9, 55
content：内容 17
context：背景または文脈 18
curing disease 90, 97
difficult patient 19, 73
disease を伴わない illness 90
echoing 48
empathy 8, 55
encouragement 48
focused questions 46
healing illness 96, 97
history taking 21
humanistic competence 12
IBS：irritable bowel syndrome 91
───, non-patient 91
───, patient 91
illness を伴わない disease 90
intersubjective relationship 5
Ivey 21, 22, 101
knowledge 11
mercy 9
multiple-choice questions 45

narrative 57
narrative-based medicine 61
negative emotion 92, 97
neutral questions 45
Novack 90
Open (ended) Questions 38
OSCE：Objective Structured Clinical Examination
　　117, 118, 119, 120
───を前提としたスモールグループ教育 120
passion 9
psycho-social competence 12
QOL 97
rephrasing 48
Rogers 17
self-awareness 55
simulated patient 116
skills 11
standardized patient：SP 116
story（物語） 56
suffering 90
support 55
sympathy 9
You are my patient 7
You are not my patient 7
vicious cycle 93

和文

あ

あいさつ **34**, 38, 119
あいづち **48**, 49, 52, 56
悪循環 93, 96
悪性疾患患者に対する援助 12
あなたメッセージ 81

い

言い換え　**50**, 51
医学教育　12, 100, 116, 118
医学生の面接　35
医学用語　27, 28
怒り　8, 92
医師
　――, 完璧主義の　8, 13
　――に期待される役割　5, 6
　――の自己教育　12
　――の人間性　12
　――の枠組　42, 46
医師患者関係　1, **3**, 4, 5, 10, 13
　――, 人間関係としての　6
　――の原点　2
　――のダイナミックな変化　18
　――の破綻と再構築　19
　――, 役割関係としての　6
　――, 良好な　1, 3, 13, 14, 16, 21, 39, 96
位置　14, 25, 119
一般用語　28
イニシエーション（通過儀礼）　10
イライラ　92
医療行為　1, **2**, 3, 13, 21, 36, 90
医療訴訟　8
医療トラブル　3
医療の本質　90
医療の目的　2
医療面接
　――, 癒しの機能としての　90, 97
　――技法　14, 18, 19, 20, 22, 23, 33, 75, 77, 104
　――技法の階層構造　**20**, 22, 77
　――, 適切な　96
　――における3つの役割軸　20
　――の目標　71
　――の二つの主要な目的　65
　――, 有効な　19
インフォームドコンセント　80

う・お

受け入れること　6, 7
うながし　**48**, 52
恨み　8
オウム返し　49

か

解釈モデル　68, 71
外来予診面接　26, 107, 109
カウンセリング　3, 17, 77, 100
　――, 心理　21
かかわり行動　21, 23, 31, 85
学習理論　100
確認　68, 71, 79
家族歴　57, 75, 113
過敏性腸症候群　91
カルテの記載　26
河合隼雄　10, 102
感覚閾値, 身体の　92
関係　4
　――, ざっくばらんな　19
　――, よそ行きの　19
　――を強化するメッセージ　73
癌告知　24
患者
　――医療者関係　116
　――に期待される役割　6
　――の感情　20, 52
　――の自助努力　54, 61
　――プロフィル　69, 119
　――の枠組　42, 46
　――への教育・調整・動機づけ　20
　――理解のための情報収集　20
　――自身の気持ちや心配　68
間主観関係　5
感情, ネガティブな　115
感情の反映　56
神田橋條治　55, 102
鑑別診断　38, 45
　――, 適確な　41
　――, 腹痛の　41

き

既往歴　57, 58, 75
技術　11, 12, 109, 117
気づき　55
技法の統合　22
客観的臨床能力試験　117
教育　20, 22, 77
　——, 医学　12
　——, 医療面接の　20, 21
共感　6, **8**, **9**, 13, 20, 22, **52**, 55, 56
　——, 技法としての　55
　——, 偽物の　20
　——, 人間的な　13
　——の技法　56
共感的・支持的態度　119
共感的な傾聴　96
共感表現　50, 52, 120
　——, 適切な　55
協力関係　54
キリストの受難　9
緊張　34

く

くり返し　31, **48**, 49, 50, 52, 85, 89
苦しみ　9, 90
グループ　109, 110, 113, 117
　—— 学習, 参加者中心型の　113
　——, 参加者中心型の　110, 117
　——, 指導者主導型の　110

け

傾聴　7, 21, 22, 29, 31, 38, **47**, 52,
　　　55, 56, 78, 86, 88, 89, 108, 114
　—— 技法　**47**, 52, 68, 85, 87, 88,
　　　89, 104, 106
　—— 能力, 医師の　48
　——の連鎖　104
言語的
　—— コミュニケーション　4
　—— 追跡　28, 29, 30, 31, 108
　—— メッセージ　14, 15, 16, 17, 23

検査　3
現病歴　57, 58, 65

こ

声の調子　14, 27, 28
個人的支援　54
ことばづかい　14, 27, 28, 119
コミュニケーション　1, 4, 5, 14,
　　　15, 18, 19, 20, 23, 27, 116
　——, 家族との　105
　——の基本原則　14
　——, 良い　28
　—— 理論　100
コメント　21, 29, 30, 54, 113
　——, 支持的な　30, 55
　——, 批判的な　29
コンテクスト　**18**, 19, 20, 21, 23, 84
　——, 医療行為の　24
　——, コミュニケーションの　24
コンテント　**18**, 23, 49

さ

再確認　71
　——の質問　72

し

時間　24
自己一致　17
自己開示 (私メッセージ)　**80**, 84
自己紹介　34, **35**, 38, 119
自己治癒力　47, 52
支持　52, 55, 56
　—— と共感　56
　—— の技法　56
支持的なコメント　30, 55
システム論　93
姿勢　14, 25
視線　26, 119
自他未分化の一体感　55
実行不可能なアドバイス　95
質問　22, 38, 56, 72
　——, 確認の　58

――，再確認の 72, 107
――，焦点をあてる 40, 46
――，選択肢型の 45, 46
――，重大な 87
――，中立的な 45
――，適切な 41
――，どきりとする
　　　　　　87, 38, 40, 45, 46
―― のチャンスを与える 72
―― の使い分け 42
――，開かれた
　　　　　38, 39, 40, 45, 46, 46
シナリオ 110, 112, 116, 118
慈悲 9
社会的資源 8, 12
終結 22, 71, 74, 107
―― 宣言 73
主訴 57, 65, 119
主治医 2
シミュレーション 109, 117, 118, 120
受容 7, 14, 13, 23, 47
準言語的メッセージ
　　　　　　14, 15, 23, 27, 35
症状の過小評価 94
焦点づけ 46, 61, 64, 66, 86, 89
　―― 技法 46, 62, 64, 71
焦点をあてる質問 40, 46
情報 20
――，関係性の 15
――，鑑別診断の 44
――，聞き落としやすい大切な 67
――，主訴に関する 65
―― 提供 79
心身相関的な悪循環 91, 92, 97
身体言語 26, 27
身体的診察 7
診断 3
シンボリズム(象徴性) 25
信頼，医師に対する 59, 60
信頼関係(ラポール) 18
心理カウンセリング 21
心理・社会的な内容 70

心理・社会的な背景 118
心理社会的能力 12
心理・社会的問題 90
心理療法 47, 51, 100

す

ストレス 8
スモールグループ 117
　―― 教育 120
　―― 実習 109

せ

生活指導 95
成熟した医師 8
精神療法に関する書籍 101
正当化 53, 56
生物医学的能力 12
積極技法 22, 68, 77, 84, 87
積極的傾聴 50
積極的要約 82
摂食障害 82
説明 20, 21, 22, 77, 79
　――，これから何が行われるかの
　　　　　　　　　　34, 36
　――，悲観的な予後の 94
善意の素人 10
選択肢型の質問 45, 46, 66

そ

相互交流的な関係 4
促進 48, 49, 69, 89, 119
尊重 23, 54

た

対決 19, 83, 84
態度 11, 12, 109, 117, 119
ダブルメッセージ 17

ち

知覚閾値 96
知識 11, 12, 109, 117
注意深い受動的な姿勢 2, 13

中立的な質問　45
治療　3
　　── 関係の勝負どころ　83
　　── 構造　25
沈黙　31, 47, 85

つ・て

突き放し　94
ディスカッション　112, 114
デモンストレーション　112

と

動機づけ　77
同行者の存在　31
同情　9
動的　5
導入　21, 22, 36, 56, 107
　　──, 医療面接への
　　　　　　33, 37, 38, 119
閉ざされた質問
　　38, **40**, 41, 42, 44, 45, 66, 119
トラウマ　111

な

中村雄二郎　25
名前の確認　**34**, 119

に・の

人間関係　1, 5, 10, 13
人間性に関する能力　12
能動的な聴き方　51, 52

は

白衣　24, 25
場所　24
話を促す　119
反映　53

ひ

非言語的コミュニケーション　4
非言語的メッセージ
　　14, 15, 16, 17, 21, 23

病歴聴取　3, 21, 22, 33, 36, 38, 41,
　　　　52, 56, 75, 107, 113, 118
　　──, 構造化された　112
　　──, 能率的な　86
　　── の流れ　74, 75
　　──, 病棟での　109
病歴という(物語)　42
開かれた質問　38, **39**, 40, 42, 44,
　　　　45, 46, 46, 66, 85, 89

ふ・ほ

ファシリテーター(世話役)　110, 113
不安　34, 92
　　── と緊張　33, 36, 38
　　──, 見落としに対する　94
フィードバック
　　109, **111**, 112, 116, 117, 119
雰囲気　4, 18, 21, 23, 31, 61
　　──, コミュニケーションの　5
　　──, 受容的な　23
　　──, その場の　3, 18
　　──, 面接の　24, 27, 43
　　──, リラックスした　21
不快な気分　92
服装　14, 24
服薬状況　67
服薬のコンプライアンス　97
不眠症　95
不快な気分　96
プラシーボ効果　3
ホメオスターシス(自然治癒力)　93

ま

マイクロカウンセリング　21
まとめと確認　119, 120
マニュアル　49, 107
　　──, OSCE の評価　118
　　── 化　20
　　── 的な対応　5, 84
慢性疾患に対する援助　12

み

見落としに対する不安　94
身だしなみ　24

む

矛盾　6
　——したメッセージ　17
難しい患者さん　19, 73

め

明確化　31, **50**, 51, 52, 56, 65, 68, 85, 89
メタ・メッセージ　**16**, 17, 18, 23, 27, 49, 80
メッセージ　**16**, 17, 18, 23, 29, 30
　——,関係を強化する　73
　——,言語的　**14**, 15, 16, 17
　——,準言語的　**14**, 15, 35
　——,非言語的　**14**, 15, 16, 17, 25, 85
　——,矛盾した　17
メモ　26

も

燃え尽き　8
模擬患者　116, 117, 118, 120
モデリング効果　113, 117
物語　56, 57
　——,患者自身の　68
　——の共有　61
問診　21

や・よ

役割関係　1, 5, 10, 13, 25
病の癒し　96
抑うつ気分(落ち込み)　92
要約　22, 59, 65, 86, 89, 107
　——技法　57, 58, 82
　——と確認　**56**, 57, 60, 61
　——内容の訂正　59
　——の不備　60
　——,病歴の最終　71
抑うつ的な気分　8
予診面接　36

ら・り

ラポールの形成　20
理解の共有　59, 65, 71
理学的診察　3
利他の本性　9, 10
臨床　2, 13
　——実習　22, 107, 112, 113
　——心理学　100
　——能力　6, **10**, 11, 12, 13, 120
　——の基本姿勢　2
　——の知　25

ろ

ロールプレイ　109, 116
論理的帰結　80

わ

私メッセージ　80, 81, 111
　——,矛盾した　82